Kohlhammer

Christa Büker
Maria Niggemeier

Tagespflege für ältere Menschen

Ein Praxisbuch

Verlag W. Kohlhammer

1. Auflage 2014

Alle Rechte vorbehalten
© W. Kohlhammer GmbH, Stuttgart
Gesamtherstellung: W. Kohlhammer GmbH, Stuttgart
Copyright und Abdruck der Fotografien im Buch mit freundlicher Genehmigung der AWO Ostwestfalen-Lippe e. V.

Print:
ISBN 978-3-17-023454-3

E-Book-Formate:
pdf: ISBN 978-3-17-026774-9
epub: ISBN 978-3-17-026775-6
mobi: ISBN 978-3-17-026776-3

Inhalt

Vorwort

Die Idee zu diesem Buch entstand Mitte 2012 bei einer Tagung des Demenz-Servicezentrums Region Ostwestfalen-Lippe in Bielefeld, die den Titel »*Für alle, die noch etwas vorhaben*« – *Menschen mit Demenz in der Tagespflege* trug. Rund 100 Mitarbeiterinnen und Mitarbeiter aus Tagespflegeeinrichtungen in ganz Nordrhein-Westfalen nahmen an dieser Tagung teil. Neben Vorträgen und Workshops präsentierten sich zahlreiche Tagespflegeeinrichtungen mit Infoständen, an denen sie Bewährtes und Innovatives aus ihrem Betreuungs- und Pflegealltag von Menschen mit Demenz vorstellten. In einem »Feuerwerk der Ideen« wurde die Vielfältigkeit des Repertoires an Beschäftigungsaktivitäten in der Tagespflege deutlich.

Die große Resonanz auf die Tagung und die zahlreichen positiven Reaktionen der Teilnehmenden zeigten, dass mit der Veranstaltung ein Nerv getroffen wurde. Mit Bedauern wurde geäußert, dass nur selten Fortbildungen dieser Art, die sich speziell den Besonderheiten und Anforderungen der Tagespflege widmen, stattfinden. Mehrfach wurde der Wunsch nach Folgeveranstaltungen laut.

Wie die weitere Beschäftigung mit dem Thema zeigte, mangelt es nicht nur an spezifischen Fortbildungen für Mitarbeitende von Tagespflegeeinrichtungen, sondern auch an praxisorientierter Fachliteratur für die Tagespflege. Hier will dieses Buch einen Beitrag zum Schließen der Lücke leisten. Die Leserinnen und Leser mögen entscheiden, inwieweit uns dies gelungen ist.

Danken möchten wir an dieser Stelle den fünf leitenden Mitarbeiterinnen aus Tagespflegeeinrichtungen des Bezirksverbandes der Arbeiterwohlfahrt Ostwestfalen Lippe, die uns für ein Interview zur Verfügung standen und uns dadurch wertvolle Impulse und Anregungen für die inhaltliche Ausgestaltung des Buches gegeben haben.

Christa Büker und Maria Niggemeier

Einleitung

Vor dem Hintergrund der steigenden Anzahl an pflegebedürftigen Menschen wird teilstationären Versorgungsangeboten in Zukunft wachsende Bedeutung zukommen. Zu solchen Angeboten gehören Einrichtungen der Tagespflege, die bereits heute einen wichtigen Baustein in der Versorgungskette bilden. Zentrale Ziele dieser deutschlandweit mehr als 2.000 Einrichtungen sind die Aufrechterhaltung der selbstständigen Lebensführung älterer Menschen in der eigenen Häuslichkeit, die Förderung der Alltagsaktivität, die Vermeidung vollstationärer Versorgung sowie die Entlastung privater Pflegepersonen. Zu den Leistungen der Tagespflege gehören u. a. soziale Betreuung, tagesstrukturierende Maßnahmen, Aktivierung und pflegerische Betreuung.

Trotz ihrer potentiellen Bedeutung führt die Tagespflege in Deutschland bislang eher ein »Schattendasein«. So nutzt lediglich ein kleiner Teil der pflegebedürftigen Personen dieses Angebot. Auch die Fachöffentlichkeit schenkt dieser Versorgungsform vergleichsweise geringe Aufmerksamkeit, unter anderem erkennbar an der überschaubaren Anzahl an Publikationen zum Thema. Vorliegende Schriften befassen sich vorwiegend mit den gesetzlichen, finanziellen und organisatorischen Belangen und weniger mit der inhaltlichen Ausgestaltung des Angebots. Auch mangelt es in Deutschland an (pflege-)wissenschaftlichen Untersuchungen in diesem Feld, während im Ausland durchaus empirische Erkenntnisse, z. B. zu den Wirkungen der Tagespflege auf ihre Nutzerinnen und Nutzer, vorliegen.

Vor diesem Hintergrund möchte das Buch die Tagespflege aus ihrem Schattendasein holen, zu einer Erhöhung ihres Stellenwerts und zu einer Attraktivitätssteigerung dieses Versorgungsangebots beitragen. Ein weiteres Anliegen ist die Sensibilisierung für das Potenzial der Tagespflege in Bezug auf Gesundheitsförderung, Prävention und Rehabilitation älterer Menschen. Außerdem sollen ganz konkret Anregungen für die Alltagsgestaltung in der Tagespflege gegeben werden.

In diesem Buch fließen sowohl pflegewissenschaftliche auch als pflegepraktische Erkenntnisse zusammen. Zielgruppen sind in erster Linie Mitarbeiterinnen und Mitarbeiter von Tagespflegeeinrichtungen, insbesondere aus der Alten- und Krankenpflege, aber auch hauswirtschaftliche, therapeutische und ehrenamtliche Kräfte. Neuen Mitarbeiterinnen kann es im Rahmen der Einarbeitung zur Lektüre dienen. Ferner richtet es sich an Leitungskräfte und Trägerorganisationen sowie an Studierende, Auszubildende und Ausbildungseinrichtungen in der Pflege. Nicht zuletzt könnte das Buch auch für Pflegebedürftige und Angehörige von Interesse sein.

Das *erste Kapitel* widmet sich der Entstehung der Tagespflege in Deutschland und ihrer Entwicklung bis in die heutige Zeit. Angesichts der nach wie vor marginalen Rolle der Tagespflege im Versorgungssystem werden die Gründe der geringen Inanspruchnahme diskutiert. In einem Exkurs wird ein Blick ins Ausland geworfen, um am Beispiel der USA Anregungen und Ideen für eine Weiterentwicklung des bundesdeutschen Angebots zu gewinnen.

Welche Wirkungen die Tagespflege auf ihre Nutzerinnen und Nutzer sowie die pflegenden Angehörigen haben kann, zeigt das *zweite Kapitel*. Hier werden wissenschaftliche Erkenntnisse aus der nationalen und internationalen Forschung präsentiert. Auch wenn noch ein erheblicher Forschungsbedarf besteht, lassen die vorliegenden Erkenntnisse eine Reihe an positiven Wirkungen der Tagespflege erkennen.

Im *dritten Kapitel* stehen die konzeptionellen Grundlagen der Tagespflege im Mittelpunkt der Betrachtung. In Form eines Überblicks werden ihre gesetzlichen, finanziellen und organisatorischen Rahmenbedingungen dargestellt sowie das Leistungsspektrum der teilstationären Pflege erläutert. Thematisiert wird auch das pflegerische Selbstverständnis, welches für die Tätigkeit in einer Tagespflege von zentraler Bedeutung ist.

Den Kern des Buches bildet das *vierte Kapitel*, welches sich mit den vielfältigen Möglichkeiten der Beschäftigung, Aktivierung und Alltagsgestaltung in der Tagespflege beschäftigt. Bekannte und weniger bekannte Ideen einer abwechslungsreichen Programmgestaltung werden präsentiert, die als Vorschläge, Anregungen und Impulse verstanden werden sollen. Je nach Art des Angebots sind die Ausführungen hinterlegt mit Hinweisen zu den notwendigen Materialien und personellen Voraussetzungen sowie mit sonstigen hilfreichen Tipps.

Aufgrund ihrer zentralen Bedeutung für die Tagespflege ist den pflegenden Angehörigen ein eigenes Kapitel gewidmet. Das *fünfte Kapitel* beschäftigt sich schwerpunktmäßig mit der professionellen Gestaltung von Angehörigenkontakten sowie mit Maßnahmen der Angehörigenunterstützung durch die Tagespflegeeinrichtung.

Das *sechste Kapitel* widmet sich den Perspektiven der Tagespflege. Es diskutiert, welche Maßnahmen erforderlich sind, damit sich die Tagespflege von einem derzeit randständigen Angebot hin zu einer tragenden Säule der ambulanten Pflegeinfrastruktur entwickeln kann. Verwiesen wird auch auf die Chance für die professionelle Pflege zur Darstellung ihrer Fachkompetenz in der Tagespflege.

Im Verlauf der Erstellung dieses Buches fand ein Interview mit leitenden Mitarbeiterinnen von Tagespflegeeinrichtungen statt. Anliegen war die Erfassung der Perspektive der Praxis sowie die Gewinnung von Anregungen für die inhaltliche Gestaltung der Publikation. Thematisch passende Auszüge aus dem Interview begleiten und illustrieren die einzelnen Kapitel, erkennbar an dem Rahmen und dem Symbol in der Marginalspalte.

Hinweis: In dem Buch wird wechselweise die weibliche und die männliche Form genutzt. Hierbei ist jeweils auch das andere Geschlecht mit eingeschlossen.

1 Entstehung und Entwicklung der Tagespflege

Seit nunmehr vierzig Jahren gibt es das Angebot der Tagespflege in Deutschland. Nachfolgend wird der Entwicklung von den Anfängen bis in die heutige Zeit nachgegangen. Dabei wird aufgezeigt, in welchem Ausmaß die Tagespflege von den pflegebedürftigen Menschen genutzt wird und warum die teilstationäre Versorgung immer noch eine eher marginale Rolle im System der Altenhilfe spielt. Ideen und Anregungen zur Weiterentwicklung lassen sich möglicherweise mit einem Blick in andere Länder gewinnen, die bereits über eine längere Tradition der Tagespflege verfügen. Am Beispiel der USA soll in einem Exkurs ein solcher »Blick über den Tellerrand« vorgenommen werden.

1.1 Gründung der ersten Einrichtungen

Die erste Tagespflege in Deutschland wurde im Jahr 1973 in Frankfurt-Seckbach im »Hufeland-Haus«, einer Vorzeigeeinrichtung im Bereich der Altenhilfe, eröffnet. Auch heute noch gehört die dortige Tagespflege zum Angebot der in Trägerschaft des Evangelischen Vereins der Inneren Mission in Frankfurt/Main betriebenen Einrichtung (Hufeland-Haus 2013). Angeregt wurde die Gründung der Tagespflege durch Vorbilder aus England, Skandinavien, der Schweiz, den Niederlanden sowie den USA. Die Verbreitung der Idee wurde maßgeblich forciert durch das Kuratorium Deutsche Altershilfe (KDA), welches sich seit jeher für die Entwicklung neuer Versorgungskonzepte einsetzt (vgl. KDA 2010; Großjohann 1989). Neben der fachlichen Beratung von interessierten Trägerorganisationen leistete das KDA zeitweise auch finanzielle Starthilfe, um weitere Einrichtungen auf den Weg zu bringen.

»Hufeland-Haus«

Von Beginn an zeigte sich, dass ein wirtschaftlicher Betrieb von Tagespflegeeinrichtungen mit erheblichen Schwierigkeiten verbunden ist. Einige Zentren mussten aufgrund mangelnder Auslastung und fehlender Kostendeckung den Betrieb wieder einstellen. Dennoch wuchs die Zahl der Zentren langsam aber stetig an. 1989 gab es ca. 60 Einrichtungen, im Jahr 2001 waren es schon mehr als 1.000 und heute bieten schätzungsweise 2.000 Tagespflegeeinrichtungen in Deutschland mit insgesamt ca. 33.000 Plätzen ihre Dienste an (vgl. Statistisches Bundesamt

Entwicklung bis heute

2013; KDA 2010).[1] Diese auf den ersten Blick hoch erscheinende Anzahl an Einrichtungen nimmt sich angesichts von 12.300 ambulante Pflegediensten und 12.400 Pflegeheimen (vgl. Statistisches Bundesamt 2013) dennoch eher bescheiden aus. Ein Problem stellt zudem die ungleichmäßige geografische Verteilung in Deutschland dar. So sind auch heute noch ländliche Regionen im Vergleich zu Ballungsgebieten eher unterversorgt.

Die »typische« Tagespflege verfügt über zwölf bis vierzehn Plätze. Häufig besteht eine Anbindung an eine stationäre Einrichtung. Andere sind verknüpft mit einem ambulanten Dienst oder fungieren als eigenständige Einrichtung (Solitäreinrichtung). Immer häufiger finden sich Tagespflegen innerhalb größerer Institutionen als Baustein einer Versorgungskette, bestehend aus verschiedenen ambulanten, teilstationären und stationären Angeboten.

1.2 Nutzung der Tagespflege

Tagespflegeeinrichtungen werden von älteren Menschen in Anspruch genommen, die in der Regel als pflegebedürftig im Sinne des Gesetzes anerkannt sind. Sie werden üblicherweise als »Gäste« bezeichnet (während im Unterschied dazu Krankenhäuser und ambulante Pflegedienste vom »Patienten« und vollstationäre Einrichtungen vom »Bewohner« sprechen). Mit dem Terminus des »Gastes« wird zum einen der Besuchscharakter der Tagespflege deutlich. Zum anderen spiegelt sich in ihm die Haltung der Einrichtung, den Besucher freundlich aufzunehmen und professionell zu versorgen.

»Profil« der Nutzerinnen und Nutzer

Die Mehrzahl der Tagespflegegäste ist von somatischen und psychischen Einschränkungen betroffen. Nahezu 60 % von ihnen leiden unter gerontopsychiatrischen Erkrankungen oder affektiven Störungen, wie beispielsweise Demenzen unterschiedlicher Genese, depressive Symptome oder Verhaltensauffälligkeiten (vgl. Weyerer et al. 2004). Etliche Einrichtungen richten sich als »gerontopsychiatrische Tagespflege« explizit an diese Zielgruppe der Menschen mit Demenz.

In einer Vergleichsstudie zwischen Tagespflegegästen und Heimbewohnern in acht badischen Städten stellen Weyerer et al. (2004) fest, dass Klienten der Tagespflege weniger stark in ihren Alltagsfähigkeiten, vor allem im Bereich der Mobilität, eingeschränkt sind als Heimbewohner.

---

1 Die in der Literatur vorzufindenden Angaben zur Anzahl von Tagespflegeeinrichtungen weichen zum Teil deutlich voneinander ab, je nachdem, ob auch Pflegeheime hinzugezählt werden, die über so genannte »eingestreute« Tagespflegeplätze verfügen.

Dies spiegelt sich auch in der Pflegestufe wider. Die meisten Gäste der Tagespflege sind in der Pflegestufe I oder II, deutlich seltener in der Pflegestufe III (vgl. Statistisches Bundesamt 2013).

Der überwiegende Teil der Gäste ist weiblich, das Durchschnittsalter liegt bei ca. 80 Jahren. Im Jahr 2011 nutzten unter den 1,76 Millionen zu Hause versorgten Pflegebedürftigen etwa 43.000 Personen das Angebot der Tagespflege. Im Vergleich zu 2009 ist dies ein Anstieg um 39,5 % (vgl. Statistisches Bundesamt 2011), der auf den ersten Blick hoch erscheinen mag. Bei Betrachtung der absoluten Zahlen und ihrer Entwicklung seit Ende der 1990er Jahre (▶ Tab. 1.1) wird jedoch erkennbar, dass nach wie vor ein nur geringer Teil des anspruchsberechtigten Personenkreises die Tagespflege in Anspruch nimmt. Während 1998 ein Prozent der Pflegebedürftigen in Privathaushalten teilstationäre Leistungen nutzten, waren es im Jahr 2010 zwei Prozent (vgl. BMG 2011). Bei der Häufigkeit der Inanspruchnahme zeigen sich große Unterschiede, längst nicht alle Gäste besuchen die Tagespflege täglich. Die schwankende Auslastung erschwert auch heute noch eine wirtschaftliche Betriebsführung bei etlichen Einrichtungen.

Inanspruchnahme der Tagespflege

Jahr	Anzahl der Nutzer
2011	43.782
2009	31.374
2007	23.196
2005	19.048
2003	17.078
2001	12.409
1999	10.276

Tab. 1.1: Nutzung der Tagespflege (vgl. Statistisches Bundesamt 2013, 2011, 2009, 2007, 2005, 2003, 2001)

An der geringen Nutzung der Tagespflege hat sich in den vier Jahrzehnten seit Gründung der ersten Einrichtungen in Deutschland nur wenig geändert. Zwar hat sich mit Schaffung des Pflege-Weiterentwicklungsgesetzes in 2008 sowie dem Pflege-Neuausrichtungs-Gesetz 2012 und damit ausgeweiteter Kombinationsmöglichkeiten mit anderen Leistungen der Pflegeversicherung ein Aufschwung ergeben (vgl. Glaser et al. 2013) (Näheres zu den gesetzlichen Regelungen und der Finanzierung unter ▶ Kap. 3). Gleichwohl führt die Tagespflege immer noch ein »Schattendasein« in der bundesdeutschen Versorgungslandschaft.

1.3 Gründe für das »Schattendasein« der Tagespflege

Problem der
Finanzierung einer
Inanspruchnahme

Seit Gründung der ersten Tagespflegeeinrichtungen wird über die Ursachen der geringen Inanspruchnahme diskutiert (vgl. ex. KDA 2010; BMFSFJ 2002; Kirchen-Peters 1999; Großjohann 1989). Als wesentliches Hemmnis wurden immer wieder *finanzielle Gründe* genannt, da es über lange Zeit an einer regelhaften, sicheren Finanzierung der Inanspruchnahme von Tagespflege fehlte und der Aufenthalt von den Nutzern selbst bezahlt werden musste. Für Menschen mit geringer Rente war die Tagespflege nicht bezahlbar, außer ggf. über einen Antrag auf Leistungen der Sozialhilfe. Mit Einführung der Pflegeversicherung in 1995 besserte sich die Situation, da von Beginn an teilstationäre Leistungen der Tages- und Nachtpflege aufgenommen waren. Allerdings konkurrierte die Tagespflege mit der Geldleistung und mit der ambulanten Sachleistung. Vor die Entscheidung gestellt, Pflegegeld bzw. Sachleistungen oder die Tagespflege in Anspruch zu nehmen, entschieden sich viele Familien gegen die Tagespflege.

Verbesserung durch
gesetzliche
Neuerungen

Erst mit dem Pflege-Weiterentwicklungsgesetz (PfWG) im Jahr 2008 konnte die Finanzierung der Inanspruchnahme der Tagespflege auf eine solide Basis gestellt werden. Als pflegebedürftig anerkannte Personen können seit dieser Zeit sowohl Pflegegeld und/oder ambulante Sachleistungen als auch Mittel für den Besuch einer Tagespflegeeinrichtung erhalten. Weitere finanzielle Verbesserungen für demenziell erkrankte Menschen wurden 2012 mit dem Pflege-Neuausrichtungs-Gesetz (PNG) geschaffen. Die größere Flexibilität in der Kombinierung der verschiedenen Leistungen ermöglicht eine stärker auf die individuellen Bedürfnisse ausgerichtete Versorgungsgestaltung; allerdings muss einschränkend gesagt werden, dass durch die Vielzahl an Kombinationsmöglichkeiten das Berechnungsverfahren kompliziert und für viele Nutzer nur schwer nachzuvollziehen ist.

Ausbleibender
»Boom« der
Tagespflege

Die genannten leistungsrechtlichen Verbesserungen haben zwar zu einer verstärkten Nachfrage und höheren Nutzerzahlen geführt, gleichwohl ist nicht erkennbar, dass es seit 2008 einen regelrechten »Boom« der Tagespflege gegeben hat. Trotz bestehender Ansprüche werden Monat für Monat Leistungen »verschenkt«. So rufen beispielsweise nur etwa 20 % der Anspruchsberechtigten die zusätzlichen Betreuungsleistungen ab (vgl. KDA 2010). Dies weist darauf hin, dass es noch weitere gewichtige Gründe gibt, die einer Nutzung der Tagespflege entgegenstehen. Nachfolgend sollen die aus Sicht der Autorinnen wesentlichen Faktoren dargestellt werden.

Ursachen der
geringen Nutzung

- *Strukturelle Schwächen:* Wie bereits angesprochen, fehlt es in Deutschland immer noch an einer flächendeckenden Verteilung von Tagespflegeeinrichtungen. Insbesondere in ländlichen Gebieten zeigen sich Lücken. Dort gibt es Regionen, in denen im Umkreis von 25 Kilometern keine entsprechende Einrichtung zu finden ist (vgl. Moldenhauer 2008). Dadurch hervorgerufene weite Wege und lange Fahrtzeiten wirken sich ungünstig auf die Nutzung aus.

- *Unzureichende Beratung:* Pflegebedürftige und ihre Familien haben oftmals nur einen geringen Informationsstand über das Leistungsgeschehen, die vielfältigen Möglichkeiten und positiven Effekte der Tagespflege. Auch in Bezug auf die Kosten ist vielen Familien nicht bewusst, dass eine Inanspruchnahme der Tagespflege inzwischen nur geringfügig zu einer finanziellen Mehrbelastung führt. Trotz durchaus vorhandener Beratungsmöglichkeiten fehlt es immer noch an frühzeitiger und kompetenter Beratung über Angebote und Preise sowie über eine bedarfsgerechte Kombination der verschiedenen Leistungen. Auch Hausärzte, die für viele ältere Menschen ein zentraler Ansprechpartner sind, wissen oftmals zu wenig über teilstationäre Versorgungsangebote. Dies kann dazu führen, dass Betroffenen und Angehörigen eine vollstationäre Unterbringung unvermeidlich erscheint, ohne zuvor die Tagespflege als stabilisierende Maßnahme überhaupt in Betracht zu ziehen.

- *Generelle Zurückhaltung gegenüber außerhäuslicher Versorgung:* Viele ältere Menschen lehnen es ab, die gewohnte Umgebung zu verlassen, in der sie sich sicher und geborgen fühlen. Sich in eine Institution zu begeben und in die dortigen Strukturen einordnen zu müssen, wird zudem als gewisser Verlust der Selbstständigkeit betrachtet. Hinzu kommt, dass die Pflege und Betreuung durch Angehörige oftmals einer professionellen Versorgung vorgezogen wird. Auch die Angehörigen selbst scheuen oftmals davor zurück, ein pflegebedürftiges Familienmitglied in eine außerhäusliche Versorgung zu geben. Die Gründe dafür sind vielfältig und reichen von Pflicht- und Schuldgefühlen bis hin zu Schamgefühlen. Schneekloth und Wahl (2008, S. 235) sprechen von einer fehlenden Kultur des »Sichhelfenlassens«. Insbesondere im ländlichen Raum wird die Inanspruchnahme fremder Hilfe abgelehnt, um nicht den Eindruck zu erwecken, man wolle den alten Menschen abschieben.

- *Bürokratischer Aufwand:* Das Aufnahmeverfahren in die Tagespflege ist mit einem nicht unerheblichen bürokratischen Aufwand verbunden. Die Klärung der Finanzierung mit der Pflegekasse und/oder dem Sozialhilfeträger, die Aushandlung des Vertrags und der Vertragsabschluss, das Beibringen einer ärztlichen Verordnung im Falle der Vergabe von Medikamenten in der Tagespflege, etc. stellen Herausforderungen dar, mit denen sich Angehörige – insbesondere wenn sie selbst ebenfalls im fortgeschrittenen Alter sind – mitunter überfordert fühlen.

- *Koordinationsaufwand:* Im Falle einer Inanspruchnahme der Tagespflege bedarf es einer entsprechenden Organisation, um morgens pünktlich bereitzustehen, wenn der Fahrdienst kommt. Unter Umständen müssen familiäre Routinen geändert werden, was als belastend empfunden wird. Auch in Verbindung mit Leistungen eines ambulanten Pflegedienstes sind genaue Absprachen erforderlich, da dieser seinen Tourenplan auf die jeweilige Abholzeit des Transportfahrzeuges der Tagespflege abstimmen muss.

- *»Heimnähe« und fehlende eigene Identität der Tagespflege:* Schon die Ausweisung als so genanntes »teilstationäres« Angebot kann bei älteren Menschen die Befürchtung wecken, die Tagespflege sei eine Vorstufe zum Heim, insbesondere bei Anbindung an eine vollstationäre Einrichtung. Verstärkt wird dieser Eindruck, wenn es der Tagespflege nicht gelingt, ein klar abgegrenztes, eigenes Profil und eine eigene Identität zu entwickeln.
- *»Verstaubtes« Image der Tagespflege:* Tagespflegeeinrichtungen gehören in der Regel nicht zu den Unternehmen, die in der öffentlichen Wahrnehmung als modern und innovativ gelten. Viele Einrichtungen investieren zu wenig in die Imagepflege und vernachlässigen es, ihre Leistungen und die Qualität ihrer Arbeit nach außen hin transparent zu machen.

Die dargelegten Ursachen decken sich weitgehend mit den Ergebnissen der »Eichstätter Angehörigenstudie Demenz« (vgl. Frey & Heese 2011) und der dort vorgenommenen Befragung von Angehörigen zu den Gründen der Inanspruchnahme bzw. Nichtinanspruchnahme der Tagespflege. Als ein wesentlicher Grund für die Nichtinanspruchnahme wird hier die generelle Ablehnung einer außerhäuslichen Versorgung durch die Angehörigen oder die pflegebedürftige Person selbst genannt. Ferner spielen finanzielle und strukturell-organisatorische Gründe eine zentrale Rolle. Dass diese Faktoren nicht nur in Deutschland, sondern auch in anderen Ländern von Relevanz sind, zeigt eine kanadische Studie (vgl. Ritchie 2003). Auch hier werden Informationsmangel, ein hoher bürokratischer Aufwand sowie die Ablehnung außerhäuslicher Versorgung als wesentliche Hinderungsgründe einer Nutzung der Tagespflege festgestellt.

Verbreitetes Informationsdefizit Die Reserviertheit gegenüber einer Inanspruchnahme der Tagespflege resultiert offensichtlich zu einem erheblichen Teil aus einem verbreiteten Informationsdefizit darüber, was in einer Tagespflegeeinrichtung eigentlich genau passiert. Unsicherheit und sogar Ängstlichkeit gegenüber diesem Versorgungsangebot sind die Folge, wie die nachfolgenden Interviewauszüge mit Leiterinnen von Tagespflegeeinrichtungen zeigen.

»Die Vorstellungen der Gäste über die Tagespflege sind zu Beginn viel zu unsicher und verschwommen. Sie wissen gar nicht so genau, was da eigentlich kommt.«

»Viele haben zu Beginn erst einmal Angst!«

»In der ganzen Gesellschaft besteht ganz wenig Vorstellungskraft darüber, was wir in der Tagespflege überhaupt machen.«

»Viele wissen gar nicht, dass es uns gibt, was wir wirklich machen, wie es finanziert wird, usw.«

16

Und schließlich mag eine weitere, bislang kaum diskutierte Ursache für den Akzeptanzmangel in der Bezeichnung dieses Versorgungsangebotes liegen. Der Begriff der *Tagespflege* erscheint wenig attraktiv und wird in der öffentlichen Wahrnehmung eher mit der Betreuung von Kindern in Verbindung gebracht. Bestätigt wird dies durch die Eingabe des Begriffs in Internetsuchmaschinen, wo in der angezeigten Trefferliste vorwiegend Angebote der Kindertagesbetreuung erscheinen. Hierin unterscheidet sich Deutschland im Übrigen nicht von englischsprachigen Ländern. Der dort in aller Regel verwendete Ausdruck »day care« wird ebenfalls mit Kinderbetreuung assoziiert. Es darf vermutet werden – und angloamerikanische Studien bestätigen dies (vgl. Ritchie 2003; Douglass & Visconti 1998) – dass sich auch aus diesem Grund ältere Menschen gegen die Inanspruchnahme dieses Versorgungsangebots sträuben.

Wenig attraktive Bezeichnung des Angebots

Insgesamt scheinen die Gründe für die geringe Inanspruchnahme der Tagespflege vielschichtig zu sein. Sie genauer zu analysieren und anzugehen wird eine wichtige Aufgabe der Zukunft sein, um auf Dauer die Attraktivität der Tagespflege zu erhöhen.

Exkurs: Tagesbetreuung für ältere Menschen in den USA

Wie sieht nun die Situation in anderen Ländern aus? Vergleichsweise lange Erfahrungen mit der Tagespflege gibt es in Großbritannien, den USA, den skandinavischen Ländern, aber auch in den Niederlanden und Frankreich (Kremer-Preiß & Zervas 1994; Schulte 1996). Die konzeptionelle Zielsetzung – die Ermöglichung einer weitgehend selbstständigen Lebensführung älterer Menschen – ist in allen Ländern vergleichbar, während sich in der konkreten Angebotsgestaltung durchaus Unterschiede zeigen. Ein zentraler Schwerpunkt ist in vielen Ländern die Rehabilitation, so auch in den USA, wie nachfolgend aufgezeigt werden soll.

In den USA wurden erste tagespflegeähnliche Zentren (»adult day service« oder »adult day care center«) bereits in den 1940er Jahren gegründet (vgl. Fields et al. 2011; NADSA 2013). Die Initiative ging dabei von psychiatrischen Kliniken aus mit dem Ziel, die Ablösung psychisch kranker Patienten von der Institution zu befördern. Dementsprechend richtete sich der Fokus der Einrichtungen lange Zeit auf psychische Erkrankungen, bis – angeregt durch die »geriatric day hospital programs« in England – in den 1950er und 1960er Jahren auch andere Zielgruppen in den Blick genommen wurden, wie beispielsweise ältere Menschen mit geriatrischen Erkrankungen oder jüngere Menschen mit Behinderungen. Befördert wurde diese Entwicklung durch die De-Institutionalisierungsbewegung und die damit verbundene Auflösung von Großeinrichtungen für behinderte und psychisch kranke Menschen. In Folge kam es zur Grün-

»Adult day care«

dung von zahlreichen Tagespflegeeinrichtungen. In den 1970er Jahren existierten bereits etwa 300 Zentren dieser Art in den USA, um die Jahrtausendwende waren es bereits 3.400 Einrichtungen. Insbesondere in den letzten zehn Jahren ist sowohl die Anzahl der Zentren als auch die ihrer Nutzer noch einmal deutlich gestiegen. Heute gibt es etwa 4.600 Einrichtungen in den USA, die von mehr als 260.000 Menschen besucht werden (vgl. MetLife Mature Market Institute 2010a). Etwa ein Drittel fungieren als solitäre Einrichtungen, während zwei Drittel einer Organisation angeschlossen sind, wie beispielsweise Krankenhäusern, Pflegeheimen, ambulanten Diensten, Seniorenzentren oder religiösen Organisationen.

Bedeutung der Tagespflege in den USA Eine Ursache für die zunehmende Bedeutung der Tagespflege in den letzten zehn Jahren ist darin zu sehen, dass die Generation der »Babyboomer« (d. h. die geburtenstarken Jahrgänge ab Mitte der 1940er Jahre) sich inzwischen im höheren Lebensalter befindet. Eine zentrale Rolle spielen zudem ökonomische Gründe angesichts der durchschnittlichen Kosten eines Heimaufenthalts von 6.000 Dollar im Monat, während die Kosten einer Tagespflege etwa 67 Dollar pro Tag betragen (vgl. MetLife Mature Market Institute 2010b). Allerdings zeigen sich hier große Unterschiede je nach Bundesstaat. Da es in den USA keine Pflegeversicherung wie in Deutschland gibt, sind die Kosten vielfach privat zu tragen.

Der »typische« Gast einer Tagespflegeeinrichtung ist älter als 65 Jahre und weiblich. Da – ähnlich wie in Deutschland – ein Großteil der Besucherinnen und Besucher an kognitiven Einschränkungen leidet, haben sich auch in den USA etliche Zentren auf die Betreuung von demenziell erkrankten Personen spezialisiert. Das Personal besteht in erster Linie aus Pflegefach- und Pflegehilfskräften; eine Pflegende betreut durchschnittlich sechs Klienten. Viele Einrichtungen verfolgen einen interdisziplinären Ansatz und beschäftigen außerdem Sozialarbeiter sowie Beschäftigungs- und Physiotherapeuten.

Angebote der Einrichtungen Alle Einrichtungen bieten soziale Aktivitäten und Beschäftigung sowie pflegerische und hauswirtschaftliche Versorgung. Einen hohen Stellenwert haben therapeutische und rehabilitative Leistungen, wie körperliches und kognitives Training, aber auch Ergo-, Logo- oder Physiotherapie. Ansonsten zeigen sich Unterschiede im Profil und Leistungsspektrum. Ein Teil der Zentren konzentriert sich auf die soziale Betreuung, während andere ihren Schwerpunkt eher in der medizinisch-pflegerischen Betreuung sehen und beispielsweise Medikamentenvergabe, Wundversorgung, Monitoring von Blutdruck und Blutzucker, Sondenernährung und Tracheostomaversorgung durchführen. Am häufigsten finden sich Kombinationen von sozialen und gesundheitsbezogenen Dienstleistungen. Auch Gesundheitsförderung und Prävention spielen eine wichtige Rolle. So bieten etliche Einrichtungen für bestimmte Erkrankungen, wie Diabetes oder cardiovaskuläre Erkrankungen, spezielle Schulungen an und führen beispielsweise Ernährungs- und Bewegungsprogramme oder Raucherentwöhnungskurse durch. Auch pflegende Angehörige werden unterstützt, u.a. durch Einzelberatungen, Gesprächskreise oder Gruppenschulungen.

Bereits seit 1996 gibt es in den USA einen eigenen Verband der Tagespflegezentren, die *National Adult Day Services Association* (NADSA). Zu den Aufgaben der NADSA gehört die Interessensvertretung der Tagespflege, die Entwicklung und Veröffentlichung von Standards für die Betreuung, die Durchführung von Projekten sowie die Organisation von Tagungen und Fortbildungen.

Mit dem Blick in die USA ergeben sich interessante Anregungen für die Weiterentwicklung des Angebots in Deutschland, wie beispielsweise der interdisziplinäre Ansatz oder die große Bedeutung rehabilitativer und therapeutischer Aktivitäten. Diese Aspekte werden an späterer Stelle noch einmal aufzugreifen sein. Zunächst jedoch soll der Frage nachgegangen werden, welche Erkenntnisse es eigentlich zu den Wirkungen der Tagespflege gibt.

Zusammenschluss der Tagespflegeeinrichtungen

2 Tagespflege im Blick der Forschung

Wie in der Einleitung erwähnt, will die Tagespflege zum Erhalt und zur Förderung der selbstständigen Lebensführung älterer Menschen sowie zur Entlastung der pflegenden Angehörigen beitragen. Nachfolgend soll näher betrachtet werden, ob und inwieweit diese Ziele tatsächlich erreicht werden. Dazu werden wissenschaftliche Erkenntnisse aus nationalen und internationalen Untersuchungen präsentiert.[2] Insbesondere in Deutschland stellt sich jedoch die Forschungslage ausgesprochen defizitär dar. Auch aus der internationalen Literatur lassen sich nicht alle Fragen zu den Effekten der Tagespflege eindeutig beantworten. Die Studien unterscheiden sich oftmals erheblich in Zielsetzung und Design sowie dem methodischen Vorgehen, so dass ein Vergleich erschwert wird. Zudem schmälern kleine Fallzahlen, insbesondere in früheren Forschungsarbeiten, die Aussagekraft der Ergebnisse. Gleichwohl lassen sich aus den vorliegenden Untersuchungen einige Schlussfolgerungen zu den Wirkungen der Tagespflege ziehen, die für die weiteren Ausführungen in diesem Buch von Bedeutung sein werden.

2.1 Forschungsentwicklung

Forschungsaktivitäten in Deutschland

Während im internationalen Raum bereits in den 1980er Jahren eine rege Forschungstätigkeit zu verzeichnen ist, setzt in Deutschland eine wissenschaftliche Beschäftigung mit der Tagespflege nur zögerlich ein. Mehr als ein Jahrzehnt nach Gründung der ersten Einrichtungen liefert Mitte der 1980er Jahre ein Forschungsvorhaben der Technischen Universität Berlin eine erste Bestandsaufnahme der Tagespflege, unterstützt vom Kuratorium Deutsche Altershilfe (vgl. Großjohann 1987). Im Anschluss an dieses Projekt und mit finanzieller Unterstützung des Bundesministeriums für

---

2 Die Literaturrecherche erfolgte in verschiedenen einschlägigen Datenbanken (u. a. CINAHL, PubMed/MedLine, SOMED, GeroLit) unter Verwendung diverser deutsch- und englischsprachiger Suchbegriffe wie »Tagespflege«, »teilstationäre Leistungen«, »adult day care«, »respite care«, »geriatric day care«, »day care for the elderly«, »health care center« and »community-based care«.

Jugend, Familie, Frauen und Gesundheit wird vom KDA eine eigene Untersuchung in Auftrag gegeben (vgl. Großjohann 1989). Mittels einer schriftlichen Erhebung in 49 Tagespflegeeinrichtungen sowie der Befragung von Leitungen, Mitarbeiterinnen, Gästen und Angehörigen können vielfältige Erkenntnisse zum damaligen Stand der Entwicklung der Tagespflege, zum Leistungsspektrum der Einrichtungen sowie zu bestehenden Problemen gewonnen werden. Auf dieser Grundlage werden Einschätzungen und Anregungen für die Weiterentwicklung der Tagespflege formuliert.

Eine nächste größere Untersuchung der Tagespflege erfolgt in den 1990er Jahre im Zusammenhang mit dem BMG-Modellprogramm »Verbesserung der Situation der Pflegebedürftigen«, welches der Vorbereitung und Umsetzung der Pflegeversicherung dienen soll und sich durch eine ausgesprochen lange Laufzeit (1991–2001) auszeichnet. Mit dem Ziel der Verbesserung der pflegerischen Infrastruktur bildet insbesondere die Förderung der Tagespflege einen Schwerpunkt in diesem Programm. Um möglichst breite Erfahrungen zu gewinnen, werden strukturell und konzeptionell unterschiedliche Formen der Tagespflege in die mehr als 150 Fördermaßnahmen einbezogen. Außerdem erfolgt eine wissenschaftliche Begleitung der Modellvorhaben mit dem Ziel, Grundlagenwissen über Strukturen und Prozessabläufe der Tagespflege zu sammeln und ihre Entwicklung im Modellzeitraum zu verfolgen. Im Ergebnis wird ein Handlungskonzept mit umfangreichen Empfehlungen sowohl für die Planungs- und Anlaufphase von neuen Einrichtungen als auch für den laufenden Betrieb entwickelt (vgl. Kirchen-Peters 1999).

Wissenschaftliche Begleitung von Modellvorhaben

Während die ersten Forschungsarbeiten in Deutschland also zunächst dazu dienen, einen Überblick über das Feld der Tagespflege zu gewinnen und sich dementsprechend vorwiegend strukturellen und konzeptionellen Belangen widmen, richtet sich nach der Jahrtausendwende das Interesse zunehmend auf weitergehende Aspekte, wie die Motive für die Nutzung bzw. Nichtnutzung, die Erwartungen von Angehörigen an die Tagespflege oder die Bedeutung der Tagespflege für die pflegenden Angehörigen. Eher selten stehen die Gäste selbst im Mittelpunkt wissenschaftlicher Untersuchungen.

Deutlich weiterentwickelt zeigt sich die Forschung im internationalen Raum. Die ermittelten Studien befassen sich bevorzugt mit der Untersuchung der *Wirkungen* der Tagespflege und lassen sich drei Bereichen zuordnen (vgl. Fields et al. 2012) (▶ **Abb. 2.1**):

Forschungs-schwerpunkte

- Effekte bezogen auf die Nutzerinnen und Nutzer der Tagespflege,
- Effekte bezogen auf die pflegenden Angehörigen sowie
- Auswirkungen auf eine institutionelle Versorgung.

Ferner kann unterschieden werden zwischen Studien zu den *generellen Wirkungen* der Tagespflege und den *Wirkungen spezieller Interventionen*, wie beispielsweise die Durchführung gezielter Trainingsprogramme für die Tagespflegegäste. Für Deutschland lassen sich bislang nur Studien zu den generellen Wirkungen finden.

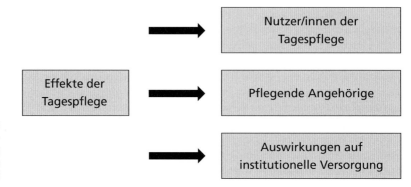

2.2 Wirkungen auf die Nutzerinnen und Nutzer

Mit Blick auf die Nutzerinnen und Nutzer interessiert insbesondere die Frage, ob die Tagespflege – ihrer Zielsetzung entsprechend – tatsächlich zum Erhalt der Selbstständigkeit in der häuslichen Umgebung beitragen kann: Inwieweit können funktionelle Fähigkeiten erhalten und gestärkt werden? Beugen die soziale Betreuung und Möglichkeiten der Kommunikation einer Isolation vor? Können Wohlbefinden und Lebensqualität erhöht werden? In der Beantwortung dieser und weiterer Fragen stehen die Forscherinnen und Forscher vor der Herausforderung, dass der Nachweis von Effekten der Tagespflege auf ihre Nutzer nicht einfach zu erbringen ist, da die Gäste in der Regel von diversen gesundheitlichen Einschränkungen betroffen sind und nicht selten unter progressiven Erkrankungen, wie beispielsweise einer Demenz, leiden.

Erstmalig Ende der 1990er Jahre untersuchen in Deutschland Zank und Schacke (2001) im Rahmen einer Längsschnittevaluationsstudie die Effekte von gerontopsychiatrischen und geriatrischen Tagesstätten. Mittels eines multi-methodischen Forschungsdesigns mit standardisierten und offenen Befragungen von Mitarbeitern, Gästen und Angehörigen sowie Verhaltensbeobachtungen gehen sie folgenden Fragen nach (ebd., S. 23):

- Hat der Besuch gerontopsychiatrischer und/oder geriatrischer Tagesstätten Auswirkungen auf kognitive Fähigkeiten oder auf das subjektive Wohlbefinden der Gäste?
- Gibt es Veränderungen auf der Verhaltensebene der Gäste, so dass z. B. vermehrt Aktivitäten des täglichen Lebens selbstständig ausgeführt werden? Zeigen sich Veränderungen in sozialen Verhaltensweisen?

Parallel zu den Tagespflegegästen werden Personen einer Vergleichsgruppe in die Untersuchung einbezogen. Diese weisen eine hohe Ähnlichkeit in

Bezug auf Alter, Geschlecht und Morbidität auf, nehmen jedoch keine teilstationäre Betreuung in Anspruch. Damit soll gewährleistet werden, dass mögliche Veränderungen bei den Gästen auf den Besuch der Tagespflege zurückgeführt werden können.

Im Ergebnis zeigt sich bei den untersuchten Gästen der Tagespflege ein eindeutig positiver Effekt auf die emotionale Befindlichkeit. Das Wohlbefinden kann stabilisiert, teilweise auch verbessert werden. Im Vergleich zur Parallelgruppe zeigen sich signifikante Effekte in Bezug auf Lebenszufriedenheit und wahrgenommene soziale Unterstützung. Die Depressionswerte sinken, während die Werte der Vergleichsgruppe steigen. Auch die kognitive Leistungsfähigkeit kann in bestimmten Bereichen signifikant verbessert werden. Demenzsymptome, wie motorische Unruhe, Umherlaufen oder Weinen, gehen bei den Tagespflegegästen leicht zurück, nehmen hingegen in der Parallelgruppe zu. Während in dem neunmonatigen Erhebungszeitraum zunächst keine Auswirkungen auf die Gesundheit festgestellt werden können, zeigt eine zwecks Überprüfung von Langzeiteffekten vorgenommeine Follow-up-Erhebung nach weiteren sechs Monaten bei der Vergleichsgruppe einen signifikant schlechteren Gesundheitszustand. Verbesserungen der Alltagskompetenz oder Veränderungen im sozialen Verhalten können bei den Tagespflegegästen nicht festgestellt werden, allerdings auch keine Verschlechterung. Dies wird von Zank und Schacke (2001, S. 122 f) durchaus als positiver Rehabilitationseffekt betrachtet. Sie verweisen darauf, dass in der Gerontologie bereits von einem Rehabilitationserfolg gesprochen werden kann, wenn es zu einer Stabilisierung des Zustandes oder zu einer Verlangsamung des Abbaus kommt.

Auch internationale Studien stellen positive Effekte der Tagespflege auf das emotionale Wohlbefinden und die körperliche Leistungsfähigkeit der Nutzer fest. Depressive Verstimmungen und demenziell bedingte Verhaltensauffälligkeiten gehen vielfach zurück (vgl. Fields et al. 2012). Günstige Wirkungen auf das Befinden haben auch spezielle Beschäftigungsprogramme (z. B. Musik, Kunst, Gartenarbeiten, Umgang mit Tieren).

Andere Studien widmen sich der Wirkung gezielter Rehabilitationsprogramme. So untersuchen Hagemann und Thomas (2002) die Effekte eines sechswöchigen Gehtrainings für demenziell erkrankte Tagespflegegäste. Sie betrachten dabei insbesondere die Auswirkungen auf Muskelkraft, Gangbild und Tempo. Zwar können in allen Bereichen Verbesserungen festgestellt werden, statistisch signifikant sind diese allerdings nur in Bezug auf das Tempo. Angesichts des relativ kurzen Zeitraums der Intervention hätte ein mehrmonatiges und gegebenenfalls intensiveres Training möglicherweise klarere Ergebnisse hervorgebracht. Um Vergleiche zu ermöglichen, wäre zudem die Einbeziehung einer Kontrollgruppe günstig gewesen, wie es in einer anderen Untersuchung zu den Effekten eines Sturzpräventionsprogramms in der Tagespflege der Fall ist (vgl. Diener & Mitchell 2005). In dieser Studie kann nachgewiesen werden, dass mithilfe eines speziellen Trainingsprogramms, welches über einen Zeitraum von drei Monaten an mehreren Tagen pro Woche durchgeführt wird, die Sturzrate der Teilnehmer signifikant verringern werden kann. In

Effekte auf die emotionale Befindlichkeit

Wirkung gezielter Rehabilitationsprogramme

Ergänzung zum körperlichen Training erhielten die Tagespflegegäste und ihre Angehörigen Informationen über Sturzrisiken und Sturzvermeidung, auch in Bezug auf häusliche Gefahren.

Auch kognitive Trainings scheinen hilfreich zu sein. Stevens et al. (1998) untersuchen die Wirkung eines speziellen Lesetrainings, welches als Gruppenaktivität durchgeführt wird. Die Ergebnisse weisen auf eine Verbesserung der verbalen Fähigkeiten und Zunahme von Interaktionen hin.

Erfassung der Nutzerperspektive

Auffallend selten finden sich Studien zur subjektiven Sichtweise von Tagespflegegästen, ihren Erwartungen und Wünschen an die Einrichtung sowie ihrer Zufriedenheit mit dem Versorgungsangebot. Eine der wenigen qualitativen Untersuchung, die die Nutzerperspektive in den Blick nimmt, stammt aus Kanada (vgl. Ritchie 2003). In Einzel- und Gruppeninterviews äußern die Befragten die Hoffnung, durch den Besuch einer Tagespflege auf Dauer im vertrauten Lebens- und Wohnumfeld verbleiben zu können. Als bedeutsam erachtet werden ferner die Möglichkeiten zur Pflege von Sozialkontakten und zum Nachgehen einer sinnvollen Beschäftigung. In Bezug auf den letztgenannten Aspekt besteht der Wunsch nach einem Beschäftigungsangebot, welches nicht »übergestülpt« wird, sondern an den individuellen Wünschen ausgerichtet und flexibel ist.

2.3 Bedeutung der Tagespflege für Angehörige

Bezogen auf die pflegenden Angehörigen richtet sich das primäre Interesse darauf, ob eine Tagespflege eine wirksame Form der Entlastung darstellt. Die vorliegenden Untersuchungen stellen durchaus derartige Effekte fest, allerdings bedarf es eines differenzierten Blicks, denn nicht in allen Bereichen scheint dies gleichermaßen der Fall zu sein.

Verringerung der Stressbelastung

Die meisten der vorliegenden Studien beschäftigen sich mit der Situation von pflegenden Angehörigen, die ein *demenziell* erkranktes Familienmitglied betreuen. Zu den gesicherten positiven Effekten der Nutzung einer Tagespflege gehört, dass es durch die zeitweilige Trennung von der pflegebedürftigen Person zu einer Verringerung der Stressbelastung und einer Steigerung des psychosozialen Wohlbefindens bei den Angehörigen kommt. Die Belastungen durch persönliche Einschränkungen sinken, eigene Bedürfnisse nach sozialen Kontakten können verwirklicht, Konflikte der Vereinbarkeit von Pflege und familiären Anforderungen verringert werden. Die frei gewordene Zeit kann für die Wahrnehmung von Terminen oder zur Erledigung anfallender Arbeiten genutzt werden. Ferner verringert sich zu einem gewissen Teil die subjektive Belastung durch demenztypische auffällige Verhaltensweisen (vgl. Zank et al. 2007; Schacke & Zank 2006; Gaugler et al. 2003; Zarit et al. 1998).

Neben diesen positiven Effekten zeigen die Untersuchungen aber auch, dass zahlreiche Belastungen der Angehörigen bestehen bleiben, da eine Versorgung des Pflegebedürftigen zwar tagsüber entfällt, jedoch am Morgen und am Abend, während der Nacht sowie an den Wochenenden nach wie vor erforderlich ist. Interessant sind in diesem Zusammenhang zwei neuere Forschungsarbeiten, die sich mit der Stressbelastung von pflegenden Angehörigen außerhalb der Tagespflegezeiten beschäftigen (vgl. Zarit et al. 2011; Zarit et al. 2013). Sie können aufzeigen, dass demenziell erkrankte Pflegebedürftige nach dem Besuch einer Tagespflege am Abend weniger Verhaltensauffälligkeiten zeigen und in der Nacht besser schlafen im Vergleich zu Tagen, an denen sie das Versorgungsangebot nicht nutzen. Für pflegende Angehörige ergibt sich somit offensichtlich ein weiterer belastungsreduzierender Effekt durch die Tagespflege.

Mit Blick auf die Angehörigen interessiert ferner die Frage, inwieweit die Tagespflege eine *Vereinbarkeit von Beruf und Pflege* erleichtert. Hier fehlt es bislang an eindeutigen Hinweisen. Zank und Schacke (2001) können durchaus eine Reduktion von Konflikten zwischen beruflichen Notwendigkeiten und Pflegeaufgaben durch den Besuch einer solchen Einrichtung feststellen. Zweifel an einer Vereinbarkeit von Pflege und Beruf mit Hilfe der Tagespflege melden hingegen Frey und Heese (2011) an. Sie weisen darauf hin, dass es entscheidend auf die Öffnungszeiten einer Einrichtung ankommt, inwieweit diese es erlauben, einer beruflichen Tätigkeit nachzugehen. Als wichtig erachten sie eine hinreichende Flexibilisierung der Öffnungszeiten sowie eine Öffnung auch am Wochenende. *(Randnotiz: Vereinbarkeit von Beruf und Pflege)*

Grundsätzlich wird die Tagespflege von Angehörigen aus mancherlei Gründen geschätzt. Hier sind es insbesondere die Beschäftigung und Förderung des Pflegebedürftigen sowie die zuverlässige Versorgung und Pflege, die hervorgehoben werden. Auch die Zuwendung durch das Personal, der Kontakt zu anderen Menschen und das Erleben von Gemeinschaft sind den Angehörigen wichtig. Diese Aspekte spiegeln sich auch in den Erwartungen an die Tagespflege wider. Pflegende Angehörige wünschen sich in erster Linie gut ausgebildete, freundliche und zuverlässige Mitarbeiter sowie eine Förderung des Pflegebedürftigen, die auf den Erhalt vorhandener Fähigkeiten zielt. Eine große Rolle spielen für sie zudem die Zufriedenheit des Pflegebedürftigen in der Einrichtung sowie dessen soziale Integration (vgl. Frey & Heese 2011; Jünemann & Gräßel 2004; Zank & Schacke 1998). *(Randnotiz: Erwartungen an die Tagespflege)*

2.4 Auswirkungen auf eine institutionelle Versorgung

Ein Verbleib in den eigenen vier Wänden entspricht nicht nur dem Wunsch vieler pflegebedürftiger Menschen und ihrer Familien, sondern *(Randnotiz: Widersprüchliche Studienlage)* ist in aller Regel auch kostengünstiger als eine vollstationäre Versorgung. Von besonderem Interesse für Betroffene und Kostenträger ist daher die Frage, ob durch die Betreuung in der Tagespflege ein Umzug in ein Pflegeheim vermieden oder hinausgezögert werden kann. Hier zeigt die bisherige Datenlage ein uneinheitliches Bild. Im internationalen Raum finden sich sowohl Studien, die auf eine Verzögerung der vollstationären Unterbringung durch die Nutzung der Tagespflege hinweisen, als auch Studien, die keinen derartigen Effekt aufzeigen können (vgl. Fields et al. 2012).

Einstellungswandel gegenüber professioneller Betreuung

Ferner gibt es Belege dafür, dass etliche Angehörige, die zu Beginn der Betreuung in der Tagespflege eine Heimunterbringung für wenig wahrscheinlich halten, mit der Zeit ihre Meinung ändern und einer Heimunterbringung deutlich aufgeschlossener gegenüber stehen (vgl. Zank & Schacke 2001). Auch den Gästen der Tagespflege kann offenbar das Kennenlernen einer institutionellen Versorgung den späteren Übergang in eine stationäre Einrichtung erleichtern (vgl. Wilson et al. 2007). Möglicherweise tragen also positive Erfahrungen mit der Tagespflege und das zunehmende Vertrautwerden mit einer externen Versorgung eines Pflegebedürftigen zu einem Einstellungswandel bei.

Interessant wären Erkenntnisse darüber, inwieweit durch die Nutzung einer Tagespflege nicht nur eine vollstationäre Unterbringung, sondern auch Krankenhausaufenthalte vermieden werden können. Eine der ersten Forschungsarbeiten zu diesem Thema kann aufzeigen, dass die Wiedereinweisungsrate sinkt, wenn im Anschluss an einen Krankenhausaufenthalt eine Tagespflegeeinrichtung besucht wird (vgl. Jones et al. 2011). Allerdings besteht hier – ebenso wie in vielen anderen Bereichen – noch ein erheblicher Forschungsbedarf (▶ Kap. 6.4).

Trotz der offensichtlichen Forschungsdefizite verweisen die vorliegenden Erkenntnisse auf positive Effekte durch den Besuch einer Tagespflegeeinrichtung, sowohl auf die Besucherinnen und Besucher als auch auf die pflegenden Angehörigen. Sie geben zudem einen Eindruck davon, welche Möglichkeiten sich mit der Tagespflege in Bezug auf Gesundheitsförderung, Prävention und Rehabilitation älterer Menschen eröffnen. In Deutschland wird dieses Potential bislang kaum wahrgenommen und bei Weitem nicht ausgeschöpft.

3 Konzeptionelle Grundlagen der Tagespflege

Das vorliegende Kapitel widmet sich den Zielsetzungen der Tagespflege, ihren gesetzlichen, finanziellen und organisatorischen Rahmenbedingungen sowie dem typischen Leistungsspektrum der teilstationären Pflege. Die Ausführungen haben bewusst den Charakter eines Überblicks, da weniger die Rahmenbedingungen als vielmehr die konkrete inhaltliche Gestaltung der Betreuung in Tagespflegeeinrichtungen im Mittelpunkt stehen soll. Auch betriebswirtschaftliche Aspekte des Aufbaus und des Betriebs finden im Folgenden keine Berücksichtigung. Wer sich näher für diese Themen interessiert, dem sei die Publikation des Kuratoriums Deutsche Altershilfe (KDA 2010) empfohlen.

Beginnen wir zunächst mit einer Klärung des Begriffs der Tagespflege und seiner Abgrenzung zur Tagesklinik, einer weiteren Form der Versorgung tagsüber.

3.1 Begriff der Tagespflege

Während in den ersten Jahren noch eine terminologische Vielfalt vorherrscht (Tagespflegeheime, Tageszentren, Tagesstätte, etc.), hat sich inzwischen der Begriff der »Tagespflege« weitgehend durchgesetzt, nicht zuletzt aufgrund seiner Festschreibung im Pflegeversicherungsgesetz als eine Form der teilstationären Leistungen. Der Vierte Altenbericht des Bundesministeriums für Familie, Senioren, Frauen und Jugend definiert den Begriff wie folgt: »Tagespflege ist die teilstationäre Pflege und Versorgung pflegebedürftiger alter Menschen in einer zugelassenen Pflegeeinrichtung durch qualifiziertes Personal während des Tages, an einigen oder allen Wochentagen. Dabei wird vorausgesetzt, dass einerseits die häusliche Pflege nicht in ausreichendem Umfang sichergestellt werden kann, andererseits die Betreuung und Versorgung in der eigenen Häuslichkeit während der Nacht, am Morgen, Abend und gegebenenfalls am Wochenende sichergestellt ist« (BMFSFJ 2002, S. 121).

Definition

Abzugrenzen ist die Tagespflege von weiteren teilstationären Angeboten, wie beispielsweise Tagesförderstätten für behinderte Menschen oder Tageshospizen. Ebenfalls abzugrenzen ist sie von Tageskliniken, die oftmals räumlich und organisatorisch eng an Krankenhäuser bzw. Kliniken

Abgrenzung zu anderen Angeboten

angebunden sind und in deren Mittelpunkt die medizinische und rehabilitative Betreuung der Nutzer liegt (zum Beispiel geriatrische oder gerontopsychiatrische Tageskliniken). Dementsprechend stehen diese Einrichtungen unter ärztlicher Leitung und fallen leistungsrechtlich unter das
Sozialgesetzbuch V. Die Behandlung in einer Tagesklinik erfolgt oftmals
im Anschluss an einen längeren Krankenhausaufenthalt und soll zu einer
Vermeidung des sogenannten »Drehtüreffekts«, der kurzfristigen Wie-
dereinweisung in ein Krankenhaus, beitragen. Nicht zu verwechseln ist
die Tagespflege ferner mit den niedrigschwelligen Betreuungsangeboten
nach § 45c SGB XI, in denen ehrenamtliche Helferinnen und Helfer unter
pflegefachlicher Anleitung die Betreuung von Pflegebedürftigen mit er-
heblichem Bedarf an allgemeiner Beaufsichtigung und Betreuung in Gruppen übernehmen.

Im Mittelpunkt dieser Veröffentlichung stehen ausschließlich Tagespflegeeinrichtungen, die im Bereich der Altenhilfe anzusiedeln sind und
schwerpunktmäßig Leistungen nach dem Sozialgesetzbuch XI anbieten.

3.2 Ziele und Zielgruppen

**Pflegebedürftige
und Angehörige
als Zielgruppen**

Das zentrale Ziel der teilstationären Pflege ist der Erhalt und die Förderung der selbstständigen Lebensführung. Tagespflegeeinrichtungen verstehen sich als Ergänzung und Unterstützung der häuslichen Pflege und
wenden sich somit an zwei Zielgruppen: zum einen an die pflegenden Angehörigen, zum anderen an die Pflegebedürftigen.

Für *pflegende Angehörige* bietet die Tagespflege eine Möglichkeit zur
Entlastung, indem die Verantwortung für den Pflegebedürftigen für ein
paar Stunden abgegeben werden kann. Die Zeit kann zur Regeneration
und zum Nachgehen eigener Interessen genutzt werden. Bestenfalls wird
auch eine Vereinbarkeit von Beruf und Pflege ermöglicht.

Mit Blick auf die *pflegebedürftige Person* will Tagespflege dazu beitragen, die relative Selbstständigkeit älterer Menschen in der eigenen Häuslichkeit so weit wie möglich aufrechtzuerhalten. Durch die stundenweise
professionelle Betreuung innerhalb einer geeigneten Einrichtung soll der
Verbleib in der vertrauten Umgebung gefördert und eine vollstationäre
Versorgung vermieden werden. Mittels einer aktivierenden Pflege sowie
therapeutischer Leistungen sollen verbliebene Fähigkeiten erhalten und
gestärkt werden, durch soziale Betreuung und Möglichkeiten der Kommunikation soll einer Isolation vorgebeugt werden.

Nicht für alle häuslich versorgten pflegebedürftigen Menschen stellt
die Tagespflege eine geeignete Versorgungsform dar. Vorwiegend richtet
sich das Angebot an ältere Menschen,

- die alleinstehend und von Isolation bedroht sind;

- die soziale Kontakte und Beschäftigung suchen;
- die nicht mehr in der Lage sind, ihren Alltag selbstständig zu bewerkstelligen, ein Umzug in ein Heim jedoch nicht gewünscht oder notwendig ist;
- die nach einem Krankenhausaufenthalt, dem Aufenthalt in einer Rehabilitationsklinik, einer Tagesklinik oder Kurzzeitpflegeeinrichtung noch der Aktivierung und therapeutischen Betreuung bedürfen, um Fähigkeiten zurückzugewinnen;
- deren pflegende Angehörige von Überforderung bedroht sind;
- deren pflegende Angehörige weitere Verpflichtungen haben (Berufstätigkeit, Kindererziehung, etc.)

(vgl. KDA 2010; Kirchen-Peters 1999).

Bei der Entscheidung, ob eine Person aufgenommen werden kann, bedarf es immer einer Prüfung des Einzelfalls. Wichtigstes Aufnahmekriterium ist das Einverständnis des zukünftigen Gastes oder seines Betreuers. Ferner muss die Versorgung in der eigenen Häuslichkeit während der Nacht, am Morgen, am Abend sowie am Wochenende gewährleistet sein. Eine weitere Voraussetzung ist die Transportfähigkeit, die allerdings nicht nur vom Gesundheitszustand des potentiellen Gastes, sondern auch von den technischen Möglichkeiten des Fahrdienstes (Fahrzeugausstattung) sowie der Dauer der Fahrt abhängig ist. Im Vorfeld ist ferner zu prüfen, ob eine Integration des Gastes in die Gruppe möglich sein wird. Gründe für die Ablehnung einer Aufnahme sind in aller Regel eine dauerhafte Bettlägerigkeit, selbst- und fremdgefährdendes Verhalten sowie eine Suchtabhängigkeit des potentiellen Klienten. Eine bestehende Inkontinenz ist kein Ablehnungskriterium.

    Die meisten Einrichtungen ermöglichen Probe- oder Schnuppertage, um dem potentiellen Gast die Gelegenheit zu geben, mit der Einrichtung vertraut zu werden und um ihrerseits die Person besser kennenzulernen. Soll anschließend eine Aufnahme erfolgen, wird ein verbindlicher Vertrag geschlossen.

Aufnahmekriterien

3.3 Gesetzliche Grundlagen und Qualitätsmanagement

Das für die Tagespflege maßgebliche Gesetz ist das Pflegeversicherungsgesetz, das Sozialgesetzbuch XI. Mit seiner Einführung im Jahr 1995 wurden die Rahmenbedingungen für die Tagespflegeeinrichtungen festgelegt. Nachfolgend soll ein komprimierter Überblick über die relevanten Regelungen gegeben werden.

Versorgungsvertrag

Um den Betrieb aufnehmen zu können, benötigen Tagespflegeeinrichtungen zunächst einen *Versorgungsvertrag für teilstationäre Pflege nach § 72 SGB XI*, der zwischen der jeweiligen Tagespflege und den Landesverbänden der Pflegekassen im Einvernehmen mit dem zuständigen Sozialhilfeträger geschlossen wird. In diesem Vertrag sind Art, Inhalt und Umfang der allgemeinen Pflegeleistungen festgelegt, die von der Pflegeeinrichtung für die Versicherten zu erbringen sind. Um einen Versorgungsvertrag zu erhalten, müssen die Einrichtungen bestimmte Voraussetzungen erfüllen. Dazu gehören:

- die Erfüllung der Anforderungen des § 71 SGB XI, der die Bestimmungen für die Anerkennung als verantwortliche Pflegefachkraft einer Einrichtung enthält,
- die Verpflichtung zur Einführung und Weiterentwicklung eines einrichtungsinternen Qualitätsmanagements nach § 113 SGB XI,
- die Verpflichtung zur Anwendung aller Expertenstandards nach § 113a SGB XI.

Erfüllt eine Einrichtung die notwendigen Voraussetzungen, besteht ein Anspruch auf Abschluss eines Versorgungsvertrags. Für die Dauer des Vertrags ist die Einrichtung zur pflegerischen Versorgung der Versicherten zugelassen und auch dazu verpflichtet. Die Pflegekassen ihrerseits sind verpflichtet, die Leistungen der Tagespflege zu vergüten.

Rahmen-
vereinbarungen

Von erheblicher Relevanz sind ferner die *Rahmenvereinbarungen zur teilstationären Pflege nach § 75 Abs. 1 SGB XI*. Diese Rahmenverträge werden zwischen den Spitzenverbänden der Pflegekassen, der Bundesarbeitsgemeinschaft der überörtlichen Trägern der Sozialhilfe, der Bundesvereinigung der kommunalen Spitzenverbände und den Vereinigungen der Träger der Pflegeeinrichtungen auf Bundesebene geschlossen. Ziel der Verträge ist die Sicherstellung einer wirksamen und wirtschaftlichen pflegerischen Versorgung der Versicherten. Sie regeln unter anderem:

- den Inhalt der allgemeinen Pflegeleistungen,
- die allgemeinen Bedingungen der Pflege einschließlich der Kostenübernahme, der Abrechnung der Entgelte und der hierzu erforderlichen Bescheinigungen und Berichte,
- die Maßstäbe und Grundsätze für eine wirtschaftliche und leistungsbezogene, am Versorgungsauftrag orientierte personelle und sächliche Ausstattung der Pflegeeinrichtung,
- die Überprüfung der Notwendigkeit und Dauer der Pflege,
- den Zugang des Medizinischen Dienstes und sonstiger von den Pflegekassen beauftragter Prüfer zur Pflegeeinrichtung,
- die Verfahrens- und Prüfungsgrundsätze für Wirtschaftlichkeitsprüfungen,
- die Grundsätze zur Festlegung der örtlichen oder regionalen Einzugsbereiche der Pflegeeinrichtung, um Pflegeleistungen ohne lange Wege möglichst orts- und bürgernah anzubieten,

- die Möglichkeiten, unter denen sich Mitglieder von Selbsthilfegruppen, ehrenamtliche Pflegepersonen und sonstige zum bürgerschaftlichen Engagement bereite Personen und Organisationen an der Betreuung Pflegebedürftiger beteiligen können.

Das Sozialgesetzbuch XI ist auch das wichtigste Gesetz in Bezug auf das *Qualitätsmanagement* einer Einrichtung. Von zentraler Bedeutung sind hier die *Maßstäbe und Grundsätze zur Qualitätssicherung in der teilstationären Pflege nach § 113 SGB XI*, die seit 2013 gelten. Darin werden folgende Ansprüche an Tagespflegeeinrichtungen formuliert:

Grundsätze der Qualitätssicherung

»Tagespflegeeinrichtungen nach dem Pflege-Versicherungsgesetz sollen insbesondere

- die Tagespflegegäste unterstützen, trotz ihres Hilfebedarfs ein möglichst selbständiges und selbstbestimmtes Leben zu führen, das der Würde des Menschen entspricht,
- im Einzelfall fachlich kompetente und bedarfsgerechte Pflege nach den allgemein anerkannten pflegewissenschaftlichen Erkenntnissen zu wirtschaftlich vertretbaren Bedingungen gewährleisten,
- die körperlichen, geistigen und seelischen Fähigkeiten der Tagespflegegäste erhalten, fördern oder wiedergewinnen,
- durch Information und Austausch eine partnerschaftliche Zusammenarbeit aller Beteiligten ermöglichen,
- eine Vertrauensbasis zwischen Tagespflegegästen und Leistungserbringern schaffen,
- flexibel auf die Notwendigkeiten des Einzelfalls reagieren,
- ein an Lebensqualität und Zufriedenheit orientiertes Leben unter Berücksichtigung der individuellen Lebenssituation und der Biografie des Pflegebedürftigen fördern,
- die pflegenden Angehörigen durch die Leistungen der Tagespflege unterstützen und entlasten,
- die Tagesstrukturierung gästeorientiert ausrichten und dabei die religiösen und kulturellen Bedürfnisse der Tagespflegegäste berücksichtigen.

Die Erreichung der Ziele wird durch den teilstationären Versorgungsauftrag, die Mitwirkung der Tagespflegegäste und deren Nutzung der Tagespflegeeinrichtung beeinflusst. Die Tagespflegeeinrichtung arbeitet mit den an der gesundheitlichen Versorgung der Tagespflegegäste Beteiligten aktiv zusammen, sofern dies mit der tagespflegerischen Versorgung im Zusammenhang steht« (GKV-Spitzenverband der Pflegekassen 2013a, S. 2).

Die Qualitätsgrundsätze beschreiben ferner die Anforderungen an die Struktur-, Prozess- und Ergebnisqualität teilstationärer Einrichtungen sowie die erforderlichen Maßnahmen der Tagespflegeeinrichtungen zur Qualitätssicherung (beispielsweise die Einrichtung von Qualitätszirkeln, die Einsetzung eines Qualitätsbeauftragten, die Entwicklung von Pflegestandards, die Teilnahme an Assessmentrunden, etc.). Eine Tagespflege sollte ferner über ein Beschwerdemanagement verfügen und regelmäßige Befragungen zur Kundenzufriedenheit durchführen.

Anforderungen an die Qualität einer Einrichtung

Qualitätsprüfungen Die Überprüfung der Einhaltung der Qualitätsgrundsätze erfolgt durch den Medizinischen Dienst der Krankenversicherung (MDK) im Rahmen der regelmäßigen Qualitätsprüfungen. Hier ist anzumerken, dass die Prüfungen derzeit noch (Stand Anfang 2014) auf der Basis der Prüfrichtlinien/Transparenzkriterien für *stationäre* Pflegeeinrichtungen erfolgen. Aufgrund der fehlenden Anpassung der Prüfrichtlinien an die teilstationäre Pflege kann eine Benotung der Tagespflege bislang nicht erfolgen. Eine Änderung und Anpassung an die spezifischen Gegebenheiten der Tagespflege sind vorgesehen.

Länderspezifische gesetzliche Regelungen In einigen Bundesländern sind auch weitere gesetzliche Regelungen zu beachten, wie das jeweilige *Landespflegegesetz* oder die *Verordnung über bauliche Mindestanforderungen*, die hier nicht alle aufgeführt werden können. Da Gesetze und relevante Richtlinien häufigen Veränderungen unterliegen, ist für die Verantwortlichen in der Tagespflege eine laufende Beobachtung und Beschäftigung mit diesen Grundlagen unabdingbar.

3.4 Finanzierung der Inanspruchnahme

Seit Inkrafttreten der Pflegeversicherung in 1995 beteiligen sich die Pflegekassen anteilig an den Kosten für die teilstationäre Pflege. Konkret heißt es dazu im *§ 41 Abs. 1 SGB XI Tagespflege und Nachtpflege*: »Pflegebedürftige haben Anspruch auf teilstationäre Pflege in Einrichtungen der Tages- oder Nachtpflege, wenn häusliche Pflege nicht in ausreichendem Umfang sichergestellt werden kann oder wenn dies zur Ergänzung oder Stärkung der häuslichen Pflege erforderlich ist«.

Tagessatz Die Vergütung der Einrichtung wird über den *Tagessatz* bestimmt. Zwecks Festlegung des Tagessatzes werden Vergütungsvereinbarungen zwischen den Pflegekassen, den Trägern der Sozialhilfe und dem Träger der Tagespflegeeinrichtung geschlossen (§ 85 SGB XI). Der Tagessatz setzt sich zusammen aus:

- den Kosten für Pflege und Betreuung sowie Fahrtkosten (allgemeine Pflegeleistungen, Aufwendungen im Rahmen der sozialen Betreuung, Leistungen der medizinischen Behandlungspflege, Aufwendungen für die Beförderung),
- den Kosten für Unterkunft und Verpflegung (Mahlzeiten, Reinigungsdienst),
- den sog. Investitionskosten (Aufwendungen für die Anschaffung und Instandhaltung der für den Betrieb der Einrichtung notwendigen Gebäude und Einrichtungsgegenstände sowie Miete oder Pacht),
- der Ausbildungsumlage.

Die Pflegekassen übernehmen bei einer Einstufung des Tagespflegegastes in die Pflegeversicherung die Kosten für die allgemeinen Pflegeleistungen

(§ 84 SGB XI), die Fahrtkosten sowie die Ausbildungsumlage. Die Einrichtungen rechnen diese Leistungen direkt mit der Pflegekasse ab. Unterkunft und Verpflegung müssen vom Pflegebedürftigen selbst getragen und daher separat abgerechnet werden. Inwieweit der Investitionskostenanteil öffentlich gedeckt oder dem Tagespflegegast gesondert in Rechnung gestellt wird, wird durch das jeweilige Landesrecht bestimmt.

Bis 2008 wurden die Leistungen der Tagespflege vollumfänglich auf den Sachleistungsanspruch eines Pflegebedürftigen angerechnet. Auch bei der Inanspruchnahme von Pflegegeld wurde dieses um den Betrag, der für die Tagespflege ausgegeben wurde, gekürzt. Erst die Einführung des *Pflege-Weiterentwicklungsgesetzes* (PfWG) brachte für die Tagespflege eine wesentliche Veränderung. Seither erhalten Pflegebedürftige, die eine teilstationäre Pflegeeinrichtung besuchen, auch bei voller Inanspruchnahme des Budgets noch 50 % der Sachleistungen oder des Pflegegeldes. Wird nur die Hälfte des Budgets für die Tagespflege in Anspruch genommen, so verbleibt der volle Sachleistungs- oder Pflegegeldanspruch.

Verbesserte Finanzierung durch Reformen der Pflegeversicherung

Die Reform des Pflegeversicherungsgesetzes wirkte sich auch auf die zusätzlichen Betreuungsleistungen für Pflegebedürftige mit einem erheblichen Bedarf an allgemeiner Beaufsichtigung und Betreuung nach § 45b SGB XI aus, indem der Betrag für die Inanspruchnahme dieser Leistungen von bislang 460 Euro jährlich auf 100 Euro bzw. 200 Euro pro Monat angehoben wurde. Diese Leistungen stehen den Anspruchsberechtigten nicht frei zur Verfügung, sondern dürfen nur zweckgebunden verwendet werden, zum Beispiel für die sogenannten niedrigschwelligen Betreuungsangebote oder für Tages-, Nacht- und Kurzzeitpflege.

Mit dem Pflege-Weiterentwicklungsgesetz wurden auch die Höchstbeträge bei der Inanspruchnahme von Tagespflege schrittweise heraufgesetzt. Sie liegen derzeit in der Pflegestufe I bei 450 Euro, in der Pflegestufe II bei 1.100 Euro und in der Pflegestufe III bei 1.550 Euro. Bei gleichzeitiger Inanspruchnahme eines ambulanten Pflegedienstes beträgt der Gesamtanspruch in der Pflegestufe I 675 Euro, in der Pflegestufe II 1.650 Euro und in der Pflegestufe III 2.325 Euro (▶ Tab. 3.1).

Pflegestufe	Sachleistung nur Tagespflege	Sachleistung Tagespflege + ambulante Pflege
Stufe I	450 €	675 €
Stufe II	1.100 €	1.650 €
Stufe III (in Härtefällen)	1.550 € (1.918 €)	2.325 €

Tab.3.1: Höchstbeträge bei Inanspruchnahme der Tagespflege seit 2012

Eine weitere Verbesserung brachte das *Pflege-Neuausrichtungs-Gesetz* (PNG), welches Ende 2012 in Kraft trat. Mit dem PNG wurden auch die *gesonderten Leistungen für Menschen mit eingeschränkter Alltagskom-*

Pflege-Neuausrichtungs-Gesetz

petenz eingeführt. Bei anerkannter Einschränkung der Alltagskompetenz erhalten derzeit Personen in der sogenannten Pflegestufe 0 neben den zusätzlichen Betreuungsleistungen Pflegegeldleistungen von 120 Euro monatlich und Pflegesachleistungen oder Kombinationsleistungen von 225 Euro monatlich. In den Pflegestufen I und II erhöhen sich für *diese Personengruppe* ebenfalls die Pflegegeldleistungen (Pflegestufe I: auf 305 Euro; Pflegestufe II: auf 525 Euro) und die Pflegesachleistungen (Pflegestufe I: auf 665 Euro; Pflegestufe II: auf 1.250 Euro); in der Pflegestufe III hingegen gibt es keine Veränderungen. Bei der Berechnung der Tagespflege in *Kombination* mit Pflegesachleistungen, Pflegegeld oder Kombinationsleistungen sind die erhöhten Leistungsbeträge nach § 123 SGB XI Abs. 3 und 4 zu berücksichtigen.

Ferner haben Pflegebedürftige, die ab 2013 in die Pflegestufe 0 eingestuft sind, einen Anspruch auf Verhinderungs- bzw. Ersatzpflege bis zu 1.550 Euro. Verhinderungspflege wird auch in der Tagespflege geleistet; die Gelder können also dafür verwendet werden. Neu ist seither, dass bei bestehender Pflegebedürftigkeit der Stufen I, II und III eine *stundenweise* Verhinderungspflege in der Tagespflege genutzt werden kann. Auch hierfür steht eine Summe von 1.550 Euro im Kalenderjahr zur Verfügung.

**Kombinations-
möglichkeiten**

Durch die verschiedenen Möglichkeiten der Kombination mit Pflegesachleistungen, Pflegegeld oder Kombinationsleistungen ist die Berechnung im individuellen Fall ein ausgesprochen komplexes Geschehen, selbst für die professionellen Leistungserbringer. Den Tagespflegeeinrichtungen ist die Anschaffung einer entsprechenden Software, eines sogenannten »Pflegegeld-Rechners«, zu empfehlen. Informationen und Berechnungsbeispiele finden sich ferner in einer Veröffentlichung des GKV-Spitzenverbandes (2013b).

Bei einer fehlenden Einstufung in die Pflegeversicherung und bei einer fehlenden Anerkennung einer eingeschränkten Alltagskompetenz ist es selbstverständlich ebenfalls möglich, eine Tagespflege in Anspruch zu nehmen. In diesem Fall müssen jedoch die Kosten privat gezahlt werden.

Seit 2013 besteht für Tagespflegeeinrichtungen die Möglichkeit, zusätzliche Betreuungskräfte einzustellen, wenn sie ergänzende Angebote für Demenzkranke bereitstellen (§ 87b SGB XI). Für jeden anspruchsberechtigten Tagesgast erhält die Einrichtung dann eine Pauschale je Anwesenheitstag, die sie der Pflegekasse in Rechnung stellt. Dazu ist eine gesonderte Vergütungsvereinbarung mit den Pflegekassen abzuschließen.

3.5 Räumlichkeiten und Ausstattung

**Gesetzliche
Anforderungen an die
Raumgestaltung**

An Räumlichkeiten und Ausstattung einer Tagespflege werden vom Gesetzgeber her bestimmte Anforderungen gestellt (GKV-Spitzenverband der Pflegekassen 2013a):

- beschilderte, sicher zu erreichende und alten- und behindertengerechte Zugänge,
- direkte Zufahrt für Fahrzeuge,
- alten- und behindertengerechte Ausstattung,
- ein angemessenes Raumangebot einschließlich Ruhe- und Gemeinschaftsräume.

Ruheräume sind so zu gestalten, dass die Bedürfnisse der Gäste Berücksichtigung finden. Die Erbringung von therapeutischen und rehabilitativen Leistungen muss möglich sein. Ferner sind Bewegungsmöglichkeiten im Freien einzurichten.

Neben diesen eher allgemein gehaltenen Anforderungen ist auf die Gestaltung einer wohnlichen und gemütlichen Atmosphäre zu achten. Im Mittelpunkt von Tagespflegeeinrichtungen steht in der Regel ein größerer Gruppen- oder Multifunktionsraum, in dem sich die Gäste vorwiegend aufhalten und in dem der Großteil der Aktivitäten durchgeführt wird.

Raumprogramm

	Eingangsbereich mit Garderobe	ca. 18 m²
	Aufenthaltsbereich, gegliedert in:	insg. ca 70 m²
	■ Wohn-/Esszimmer und Therapie	ca. 40 m²
	■ Wohnzimmer	ca. 30 m²
	Küche und Vorrat	ca. 20 m²
	Ein bis zwei Ruheräume	ca. 20 m² + 14 m²
	Badezimmer	ca. 16–18 m²
	Putzmittel-/Ausgussraum	ca. 4–10 m²
	Hauswirtschaftsraum	ca. 10 m²
	Abstellraum	ca. 10 m²
	Büro- und Besprechungsraum	ca. 20–24 m²
	Toiletten	ca. 14 m²

Ermittlung der Gesamtfläche: Nettogrundfläche (NGF) = ca. 240 m², Nutzfläche (NF) = ca. 216m², Verkehrsfläche (Flure) (VF) = ca. 10 % der NGF = ca. 24 m²

Bei zehn bis fünfzehn Tagespflegegästen entspricht dies einer Nettogrundfläche von 16 bis 24 Quadratmetern pro Person.

Abb. 3.1: Raumprogramm bei zehn bis fünfzehn Plätzen (KDA 2010, S. 53)

Auch die Zubereitung und Einnahme der Mahlzeiten finden häufig dort statt. Weitere kleine Räume dienen als Ruheräume und ermöglichen die Durchführung von Einzel- oder Kleingruppenaktivitäten sowie die Erbringung individueller Pflegeleistungen unter Berücksichtigung der Intimsphäre. Manche Einrichtungen verfügen über einen Snoezelenraum zur Entspannung oder Stimulierung der Sinne. Wertvolle Hinweise zu den räumlichen Anforderungen an eine Tagespflegeeinrichtung gibt das Kuratorium Deutsche Altenhilfe (▶ Abb. 3.1).

Außenanlage
Auch die Außenanlage sollte ansprechend gestaltet sein. Sie sollte verschiedene Aktivitäten wie Spaziergänge und Bewegungsübungen ermöglichen, aber auch Sitzgelegenheiten für gemütliche Kaffeestunden bei schönem Wetter bieten. Dem Bewegungsdrang von demenziell erkrankten Gästen ist Rechnung zu tragen, ohne ein Weglaufen zu ermöglichen.

3.6 Personalkonzept und Öffnungszeiten

Das Personal einer Tagespflegeeinrichtung setzt sich in der Regel aus verschiedenen Berufsgruppen zusammen. Die Hauptberufsgruppe sind professionell Pflegende aus der Altenpflege oder Gesundheits- und Krankenpflege. Ergänzend dazu werden auch Sozialarbeiterinnen, Therapeuten, Pflegehilfskräfte, Hauswirtschaftskräfte, Familienpflegerinnen, Betreuungskräfte und Ehrenamtliche beschäftigt.

Pflegerische Leitung
Gemäß den Qualitätsmaßstäben für teilstationäre Einrichtungen (GKV-Spitzenverband der Pflegekassen 2013a) sind die von einer Tagespflegeeinrichtung angebotenen Pflegeleistungen unter ständiger Verantwortung einer ausgebildeten Pflegefachkraft durchzuführen. Diese muss eine Ausbildung als Gesundheits- und Krankenpfleger(in), Gesundheits- und Kinderkrankenpfleger(in) oder Altenpfleger(in) vorweisen und ihren Beruf innerhalb der letzten acht Jahre mindestens zwei Jahre hauptberuflich ausgeübt haben. Ferner bedarf es für eine Anerkennung als verantwortliche Pflegefachkraft einer Weiterbildung für leitende Funktionen mit einer Mindeststundenzahl von 460 Stunden oder eines betriebswirtschaftlichen, pflegewissenschaftlichen oder sozialwissenschaftlichen Studiums an einer Fachhochschule oder Universität. Die Vertretung der leitenden Pflegefachkraft muss ebenfalls eine ausgebildete Pflegefachkraft sein. Zu den weiteren personellen Anforderungen weisen die Qualitätsmaßstäbe lediglich auf die Bereitstellung von »geeigneten Kräften« hin.

Pflegehilfskräfte und angelernte Kräfte dürfen nur unter der fachlichen Anleitung einer Fachkraft tätig werden. Zur Sicherstellung der fachlichen Qualität der Leitung und der Mitarbeiter sind Einarbeitungskonzepte sowie regelmäßige Fort- und Weiterbildung sicherzustellen. Ferner ist Fachliteratur vorzuhalten.

Beschäftigt eine Tagespflegeeinrichtung zusätzliche Betreuungskräfte für Pflegebedürftige mit eingeschränkter Alltagskompetenz, so sind die Betreuungskräfte-Richtlinien nach § 87b Abs. 3 SGB XI zu beachten (GKV-Spitzenverband 2013c). Sie regeln die Qualifikation und Aufgaben des Betreuungspersonals. Die zusätzlichen Betreuungskräfte sollen die betroffenen Pflegebedürftigen betreuen und aktivieren. Dabei kommen Maßnahmen und Tätigkeiten in Betracht, die das Wohlbefinden, den psychischen Zustand oder die psychische Stimmung der betreuten Menschen positiv beeinflussen können, wie beispielsweise das Führen von Gesprächen sowie die Begleitung und Unterstützung bei Spaziergängen, Gesellschaftsspielen, handwerklichen Arbeiten oder Lesen. Die Betreuungskräfte benötigen keinen therapeutischen oder pflegerischen Berufsabschluss. Jedoch werden grundlegende Anforderungen in Bezug auf ihre persönliche Eignung gestellt. Dazu gehören u. a. eine positive Haltung gegenüber kranken und alten Menschen, soziale Kompetenz und kommunikative Fähigkeiten, Empathiefähigkeit und Beziehungsfähigkeit. Außerdem sind die Betreuungskräfte gesondert zu qualifizieren. Nach einem Orientierungspraktikum von fünf Tagen ist eine Qualifizierungsmaßnahme bestehend aus drei Modulen (Basiskurs und Aufbaukurs mit mindestens 160 Unterrichtsstunden sowie ein mindestens zweiwöchiges Betreuungspraktikum) zu absolvieren. Ergänzend dazu besteht einmal jährlich die Verpflichtung zur Teilnahme an einer Fortbildung.

Qualifikation der zusätzlichen Betreuungskräfte

In etlichen Tagespflegeeinrichtungen finden sich inzwischen auch ehrenamtliche Helferinnen und Helfer. Sie leisten einen wichtigen Beitrag im Bereich der Betreuung und Beschäftigung der Gäste. Dazu bedürfen sie der fachlichen Begleitung durch das hauptamtliche Personal sowie entsprechender Fortbildungen.

Freiwillige

Der Personalschlüssel einer Einrichtung für die Pflege und Betreuung beträgt in der Regel 1:5. Das bedeutet, dass bei einer Platzzahl von zwölf Gästen 2,4 Vollzeitkräfte in der Pflege zur Verfügung stehen. Unberücksichtigt bleiben hier die Kräfte für die Hauswirtschaft, Haustechnik und Reinigung. Eine Mindestbesetzung von zwei Pflegekräften (Fachkraft und Hilfskraft) sollte gesichert sein (vgl. Gennrich 2013).

Personalschlüssel

Die Öffnungszeiten einer Tagespflege sind im Versorgungsvertrag festgehalten. Entsprechend den Qualitätsmaßstäben (GKV-Spitzenverband der Pflegekassen 2013a) wird eine Öffnung an fünf Tagen in der Woche jeweils für mindestens sechs Stunden erwartet. Die Öffnungszeiten sollen dem regionalen Versorgungsbedarf entsprechen und den pflegenden Angehörigen eine Vereinbarkeit von Pflege und Beruf ermöglichen. Üblicherweise öffnen Tagespflegeeinrichtungen von Montag bis Freitag, jeweils von 8.00 Uhr bis ca. 16.30 Uhr. Eine insbesondere für berufstätige Angehörige wünschenswerte flexiblere Gestaltung mit längeren Öffnungszeiten oder einer Öffnung am Wochenende liegt im Ermessen der jeweiligen Einrichtung und ist abhängig von der jeweiligen personellen Situation.

Öffnungszeiten

3.7 Leistungen der Tagespflege

Im Mittelpunkt des Leistungsgeschehens stehen die pflegerische, soziale und therapeutische Betreuung der Gäste sowie die hauswirtschaftliche Versorgung. Als flankierende Maßnahme kommt der Fahrdienst hinzu. Von großer Bedeutung ist ferner die Angehörigenarbeit.

Pflegerische Betreuung

Pflegerische
Betreuung

Die pflegerische Versorgung umfasst Leistungen der allgemeinen und speziellen Pflege. Zur *allgemeinen Pflege* gehören u. a. die Kommunikations- und Beziehungsarbeit mit dem Pflegebedürftigen, die Unterstützung beim Gehen, beim Essen, bei der Körperpflege und Toilettenbenutzung sowie die Durchführung von Prophylaxen. Pflegerische Leistungen sollten stets dem Grundsatz der aktivierenden Pflege folgen und den Erhalt, die Förderung und die Wiedererlangung von Selbstständigkeit zum Ziel haben. Die pflegerische Versorgung erfolgt im Bezugspflegesystem.

Zur *speziellen Pflege* zählen Maßnahmen der aktivierend-therapeutischen Pflege (die weiter unten näher beschrieben werden) sowie – entsprechend der gesetzlichen Regelungen nach § 41 Abs. 2 SGB XI – die Durchführung ärztlich verordneter Leistungen (sog. »Behandlungspflege«), wie beispielsweise Medikamentenvergabe, Verbandswechsel, Vitalzeichenkontrollen oder Injektionen.

Pflegedokumentation

Tagespflegeeinrichtungen müssen eine am Pflegeprozess orientierte Pflegedokumentation vorhalten, die folgende Bestandteile enthält (vgl. GKV-Spitzenverband der Pflegekassen 2013a):

- Stammdaten
- Pflegeanamnese/Informationssammlung inkl. pflegerelevante biografische Daten
- eventuelle ärztlich verordnete Leistungen
- Pflegeplanung
- Pflegebericht
- Leistungsnachweis.

Die Dokumentation bildet die Grundlage für die Pflegeplanung. Ziel der Pflegeplanung ist es, unter Einbeziehung des Gastes seine Fähigkeiten, Ressourcen, Bedürfnisse und Pflegeprobleme zu identifizieren sowie Pflegeziele und Pflegemaßnahmen für die Tagespflegeeinrichtung zu vereinbaren. Mithilfe der Dokumentation werden der weitere Pflegeverlauf sowie etwaige Veränderungen sichtbar. Die Pflegedokumentation hat außerdem eine wichtige Funktion als Informationsmedium für die Mitarbeiter und Mitarbeiterinnen der Tagespflege. Sie macht ferner die Leistungen der Tagespflege transparent, die ansonsten für Außenstehende (Angehörige, Kostenträger, MDK) nicht unbedingt nachvollziehbar sind.

Soziale Betreuung

Ein wichtiger Bestandteil der Tagesstruktur in einer teilstationären Einrichtung sind Aktivitäten der sozialen Betreuung. Sie fördern die Gemeinschaft und beugen Vereinsamung vor. Da der Betreuung und Tagesgestaltung ein eigenes Kapitel gewidmet ist (▶ **Kap. 4**), soll an dieser Stelle nur kurz auf diese Leistung der Tagespflege eingegangen werden.

Zu unterscheiden sind Aktivitäten in der Gesamtgruppe, in Kleingruppen sowie Einzelaktivitäten. Welche Beschäftigungsangebote durchgeführt werden, hängt von den Wünschen und Bedürfnissen der Gäste sowie von den personellen Ressourcen der Einrichtung ab. Wichtig ist ein breites und abwechslungsreiches Spektrum von Aktivitäten, welches die Bedürfnisse der Gäste auf unterschiedlichen Ebenen anspricht (Körper, Geist, Seele, Emotionen) und Bezug zur Lebenswelt und Biografie der Gäste hat. Häufig vorzufinden sind alltagsorientierte Tätigkeiten (Kochen, Backen, handwerkliche Tätigkeiten, Gartenpflege, etc.), Bewegungsaktivitäten (Spaziergänge, Sitztanz, etc.), musikalische und kreative Aktivitäten sowie das Feiern jahreszeitlicher Feste. Zur Durchführung der unterschiedlichen Maßnahmen bedarf es einer entsprechenden Sachausstattung der Einrichtungen.

Soziale Betreuung

Rehabilitativ-therapeutische Betreuung

Bei der rehabilitativ-therapeutischen Betreuung ist zu unterscheiden zwischen den ärztlich verordneten Leistungen durch niedergelassene Therapeuten (z. B. Ergotherapie, Logopädie, Physiotherapie) und pflegetherapeutischen Maßnahmen. Letztere erfolgen in Eigenverantwortung der Pflege und umfassen beispielsweise Esstraining, Bewegungsübungen und Gehtraining, Kontinenztraining oder Orientierungs- und Gedächtnistraining. Auch das Einüben alltagspraktischer Fertigkeiten oder die Durchführung prophylaktischer Maßnahmen, beispielsweise die Durchführung eines Programms zur Sturzprävention, lassen sich hier einordnen, ebenso die Förderung der Kommunikation, die Motivation zur Teilnahme an den Trainings sowie die psychosoziale Unterstützung bei der Auseinandersetzung mit den eigenen gesundheitlichen Einschränkungen.

Rehabilitativ-therapeutische Betreuung

Die pflegetherapeutischen Maßnahmen sind von elementarer Bedeutung, wenn es um den Erhalt und die Förderung der selbstständigen Lebensführung geht. Der pflegerischen Berufsgruppe kommt damit eine zentrale Rolle zu, denn nicht immer gehören Therapieberufe zum festen Mitarbeiterstamm und nur ein Teil der Gäste erhält eine regelmäßige ärztliche Verordnung über die Durchführung therapeutischer Maßnahmen durch externe Experten.

Mahlzeitenversorgung

Die Mahlzeitenversorgung in der Tagespflege umfasst in der Regel Frühstück, Mittagessen, Nachmittagskaffee und bei Bedarf Zwischenmahlzei-

Mahlzeitenversorgung

ten. Mittags sollte es die Möglichkeit von Auswahlgerichten geben, auch sollte Diät- und Schonkost angeboten werden. Eine ausgewogene Ernährung wirkt sich positiv auf die Gesundheit aus, daher gilt es, die Ernährung abwechslungsreich und vielfältig zu gestalten. Zu beachten ist eine ausreichende Getränkeversorgung der Gäste, insbesondere mit Kaffee, Tee und Mineralwasser.

Mahlzeiten spielen eine zentrale Rolle im Tagesablauf. Sie strukturieren den Tag und bieten den Gästen die Möglichkeit, sich an der Zubereitung und Gestaltung zu beteiligen (Gemüse putzen, Tisch decken, abräumen, abspülen, etc.). Das gemeinsame Essen und Trinken fördert die Kommunikation untereinander und hat somit eine hohe soziale Bedeutung. Die Berücksichtigung individueller Vorlieben und Abneigungen sollte selbstverständlich sein. Das Wissen um das bisherige Ess- und Trinkverhalten ist insbesondere bei Gästen mit einer demenziellen Erkrankung von großem Nutzen (vgl. Crawley 2012), die aufgrund ihrer veränderten Sinneswahrnehmung (riechen, schmecken, fühlen) oftmals unter Appetitlosigkeit leiden. Nicht nur die Art der Speisen, sondern auch ihre Darreichungsform ist auf die Situation des Tagespflegegastes individuell abzustimmen und soll ihn in seiner Selbstständigkeit unterstützen.

Komfort- bzw. Zusatzleistungen

Komfort- und Zusatzleistungen

Im Rahmenvertrag sind Komfort- bzw. Zusatzleistungen nach § 88 SGB XI festgelegt, die sich von den vereinbarten Regelleistungen unterscheiden. Dazu gehören: Begleitservice (Einkaufen, Arztbesuch, Behördengänge), Wäscheversorgung, Frisör, Maniküre, Massagen, Bereitstellung von Abendessen zum Mitnehmen, Ausflugsfahrten. Die Zusatzleistungen sind schriftlich zu vereinbaren und den Landesverbänden der Krankenkassen und Trägern der Sozialhilfe vor Leistungsbeginn mitzuteilen. Die gegen ein gesondertes Entgelt angebotenen Leistungen sind individuell wählbar und werden im Vertrag mit dem Tagespflegegast festgehalten.

Fahrdienst

Fahrdienst

Pflegebedürftige, die Tagespflege in Anspruch nehmen, haben dem Gesetz nach Anspruch auf einen Fahrdienst, soweit der Transport nicht von Angehörigen durchgeführt werden kann: »Die teilstationäre Pflege umfasst auch die Beförderung des Pflegebedürftigen von der Wohnung zur Einrichtung der Tagespflege oder der Nachtpflege und zurück« (§ 41 Absatz 1, Satz 2 SGB XI). Die meisten Einrichtungen verfügen über einen eigenen Fahrdienst, andere kooperieren mit einem externen Dienst (Taxi- oder Busunternehmen).

Der Fahrdienst umfasst auch die Hilfe beim Verlassen der Wohnung, die Unterstützung beim Gehen sowie beim Einsteigen in das Fahrzeug. Wichtig ist die Verlässlichkeit des Fahrdienstes, nicht nur in Bezug auf

Pünktlichkeit, sondern auch bezüglich der Informationsweitergabe, denn häufig werden über die Fahrer Informationen der Angehörigen an das Pflegepersonal und umgekehrt weitergegeben. Grundsätzlich sollten die Fahrzeiten möglichst kurz gehalten werden. Als ungefährer Orientierungswert wird eine Zeitspanne von 30 Minuten angesehen, die nicht überschritten werden sollte (vgl. KDA 2010; Kirchen-Peters 1999).

Die Tätigkeit des Fahrdienstes muss protokolliert werden, dazu wird ein Tourenplan oder Fahrtenprotokoll geführt. Die Fahrer benötigen zusätzlich zum gültigen Führerschein einen Personenbeförderungsschein. Zu empfehlen ist ferner die Absolvierung eines Fahrsicherheitstrainings.

Angehörigenarbeit

Auch die Angehörigenarbeit gehört zu den Leistungen von Tagespflegeeinrichtungen. Als eine der beiden Zielgruppen der Tagespflege kommt den Angehörigen eine zentrale Bedeutung zu. Häufig geht die Initiative zur Inanspruchnahme von Tagespflege von den Angehörigen aus. Sie sind es, die den ersten Kontakt zu der Einrichtung knüpfen und ein Beratungsgespräch über das Angebot wünschen. Kommt es zur Aufnahme des Gastes, kommt ihnen eine wichtige Funktion bei der Erhebung von notwendigen Informationen über den Pflegebedürftigen zu. Auch im weiteren Betreuungsverlauf besteht in der Regel ein enger Kontakt zu den Angehörigen, indem gegenseitig Informationen bei Besonderheiten oder Veränderungen der Pflegesituation ausgetauscht werden.

Angehörigenarbeit

Etliche Einrichtungen bieten spezielle Unterstützungsmöglichkeiten für Angehörige an, wie Gesprächskreise für pflegende Angehörige, Informationsabende zu bestimmten Themen oder Angehörigenschulungen. Ferner wird Beratung und Unterstützung in Krisensituationen geleistet. In einem eigenen Kapitel wird später intensiver auf diesen wichtigen Aufgabenbereich der Tagespflege eingegangen (▶Kap. 5).

Das Leistungsangebot einer Tagespflegeeinrichtung muss entsprechend den Qualitätsmaßstäben nach § 113 SGB XI in einem *Einrichtungskonzept* dargelegt werden. Ferner sind in diesem Konzept Aussagen zu weiteren Aspekten vorzunehmen:

Einrichtungskonzept

- Zielgruppen und Zielsetzung der Tagespflege
- Anzahl der Plätze, Öffnungszeiten und Einzugsgebiet
- Räumliche Ausstattung
- Aufnahmekriterien und Aufnahmeverfahren
- Pflegesystem
- Ziele des pflegerischen Handelns
- (Pflege-)Leitbild, pflegetheoretische Grundlagen
- Qualitätsmanagement
- Personalkonzept
- Kooperation mit anderen Berufsgruppen
- Vernetzung innerhalb der Region.

Zu den Kernbestandteilen gehören Aussagen zu den Zielen des pflegerischen Handelns und der »Pflegephilosophie« der Einrichtung. Nachfolgend werden verschiedene (pflege-)theoretische Konzepte und Modelle
vorgestellt, die einen geeigneten Orientierungsrahmen für die Tätigkeit in
der Tagespflege bilden können.

3.8 Grundhaltung und professionelles Selbstverständnis

Leitideen
der Betreuung

Wie zu Beginn des Kapitels aufgezeigt, liegen die zentralen Ziele der Tagespflege im Erhalt und in der Förderung von Lebensqualität, Wohlbefinden und Unabhängigkeit der Gäste sowie in der Entlastung von pflegenden Angehörigen. Tagespflege hat den Anspruch, einen wesentlichen
Beitrag zum möglichst langfristigen Verbleib in der häuslichen Umgebung
zu leisten. Dieser Anspruch bedarf nicht nur der Verankerung in der
schriftlichen Konzeption bzw. im Leitbild einer Einrichtung. Vielmehr
muss er in der täglichen Arbeit spürbar sein und gelebt werden. Voraussetzung ist, dass Mitarbeiterinnen und Mitarbeiter über eine theoretisch
fundierte Grundhaltung und ein professionelles Selbstverständnis verfügen, die von der generellen Zielsetzung der Einrichtung geprägt sind.

Ganzheitliche
Sichtweise

Grundsätzlich sollte sich in den Angeboten der Betreuung, Beschäftigung und Aktivierung sowie der pflegerischen Versorgung eine *holistische
(ganzheitliche) Sicht* auf den Menschen spiegeln, indem sowohl körperliche, geistige, emotionale, spirituelle und soziale Bedürfnisse der Gäste beachtet werden. (Diesem Ansatz folgen auch die im nächsten Kapitel vor-
gestellten Aktivitäten.) Eng verbunden mit einer ganzheitlichen Sichtweise
ist die *Alltags- und Lebensweltorientierung* in der Tagespflege. Dies bedeutet u. a.

- ein Ansetzen an der Biografie eines Menschen,
- eine Betreuung, die sich an den gewohnten Handlungsmustern, Wünschen und Bedürfnissen des Gastes orientiert,
- die Einbeziehung der pflegebedürftigen Person im Sinne von *Partizipation*, z. B. bei der Gestaltung des Beschäftigungsprogramms.

Aktivierende Pflege

Die Arbeit in der Tagespflege sollte an dem *Grundsatz der aktivierenden
Pflege* mit dem Ziel der Förderung von Selbstständigkeit und Unabhängigkeit ausgerichtet sein. Vorhandene Fähigkeiten gilt es zu erhalten und
zu stärken, verlorengegangene Fähigkeiten nach Möglichkeit zu reakti-
vieren. Ein häufig genutztes Pflegemodell ist das Modell der fördernden
Prozesspflege von Monika Krohwinkel, welches im Konzept vieler Tagespflegeeinrichtungen hinterlegt ist (vgl. Krohwinkel 2007). Eng verbunden
mit der aktivierenden Pflege ist der Grundsatz der *Ressourcenorientierung*

in der Tagespflege, indem nicht die Defizite eines Menschen, sondern seine personalen und sozialen Fähigkeiten und Stärken im Vordergrund stehen. Diese können genutzt werden, um Wohlbefinden zu fördern und Gesundheit zu erhalten.

Orientierungshilfe für das professionelle Selbstverständnis der Mitarbeiterinnen und Mitarbeiter von Tagespflegeeinrichtungen bieten auch Konzepte anderer Disziplinen, wie beispielsweise das *Empowermentkonzept*. Der Begriff des Empowerment lässt sich übersetzen mit »Selbstbefähigung« oder »Selbstbemächtigung« (vgl. Herriger 2006). Zentrale Richtschnur in diesem Konzept ist die Hilfe zur Selbsthilfe und die Befähigung des Menschen zu Autonomie und Selbstbestimmung durch Aktivierung seiner Ressourcen. Die Menschen werden zur Sicht auf ihre Stärken ermuntert. Es werden ihnen Hilfen angeboten, die sie darin unterstützen ihre Selbständigkeit so weit wie möglich beizubehalten oder wieder zu erlangen. `Empowermentkonzept`

Ebenfalls interessant für die Tagespflege ist das *Konzept der Salutogenese*. Dieses von dem amerikanisch-israelischen Medizinsoziologen Aaron Antonovsky entwickelte Konzept richtet seinen Blick darauf, was den Menschen gesund erhält (vgl. BzGA 2001). Auch hier stehen die Ressourcen im Mittelpunkt. Sie wirken als Potential für die Bewältigung von belastenden Lebensumständen, wie beispielsweise gesundheitliche Beeinträchtigungen. Die Ressourcen zu entdecken und zu mobilisieren, gilt als eine wichtige Aufgabe für berufliche Helfer. Insbesondere für die pflegerische Profession bildet die Salutogenese einen wichtigen Orientierungsrahmen (vgl. Wydler et al. 2013). `Salutogenesekonzept`

Von großer Bedeutung für das Geschehen in der Tagespflege ist das *Altersbild* der Mitarbeiterinnen und Mitarbeiter: »Altersbilder sind individuelle und gesellschaftliche Vorstellungen vom Alter (Zustand des Altseins), vom Altern (Prozess des Älterwerdens) oder von älteren Menschen (als soziale Gruppe)« (vgl. BMFSFJ 2010, S. 4). Altersbilder sind handlungsleitend für die Ausgestaltung gesundheitsbezogener Versorgung, auch in der Tagespflege. Das Altersbild der dort Tätigen spiegelt sich in der Ausgestaltung von Betreuungs-, Beschäftigungs- und Aktivierungsangeboten. So ist beispielsweise der Stellenwert von Gesundheitsförderung und Prävention oder von Bildungsangeboten Ausdruck des jeweiligen Altersbildes. `Altersbild`

Wertvolle Anregungen für das professionelle Selbstverständnis in der Tagespflege kommen aus der *Geragogik*, einer noch relativ jungen wissenschaftlichen Disziplin, die sich mit der Gestaltung von Lern- und Bildungsprozessen im Alter beschäftigt: »Als Geragogik wird eine wissenschaftliche Disziplin bezeichnet, die sich am Leitbild von Menschenwürde und Partizipation im Alter orientiert, Bildungsprozesse in der zweiten Lebenshälfte erforscht, Bildungskonzepte mit Älteren und für das Alter entwickelt und erprobt und diese in die Aus-, Fort- und Weiterbildung für die Arbeit mit Älteren einbringt« (vgl. Bubolz-Lutz et al. 2010, S. 14). Die Geragogik orientiert sich an einem auf Selbstbestimmung beruhenden ganzheitlichen Altersbild. Ihr Ziel ist es, Personen und auch Organisatio- `Geragogik` nen zu befähigen, die Lebensqualität der älteren Menschen durch Bildungs- und begleitete Lernangebote zu erhalten oder zu verbessern. Bedürfnisse werden ernst genommen und qualitativ hochwertige, Sinn stiftende und Freude bereitende Angebote entwickelt und in die Praxis begleitet (vgl. Wickel 2011).

Die Geragogik kann einen wichtigen Beitrag zur Entwicklung einer Grundhaltung leisten, die von der prinzipiellen Lern- und Bildungsfähigkeit älterer Menschen ausgeht. Außerdem gehen von ihren verschiedenen Zweigen (Motogeragogik, Musikgeragogik, Kulturgeragogik, usw.) wertvolle Impulse für die Arbeit in der Tagespflege aus, wie in den nachfolgenden Ausführungen an verschiedenen Stellen aufzuzeigen sein wird.

Familienorientierung

Schließlich bedarf es mit Blick auf die pflegenden Angehörigen einer Grundhaltung der *Familienorientierung* (vgl. Friedemann & Köhlen 2010). Familienorientierte Pflege betont die Stärken der Familie und betrachtet den Einzelnen und seine Familie als Experten ihrer Lebenswelt. Für die Tagespflege bedeutet dies, den Gast immer auch im Kontext seiner Familie zu sehen. Pflegerisches Handeln erfolgt konsequent in Zusammenarbeit mit der Familie. Angehörige sind nicht nur wichtige Partner im Pflegegeschehen, sondern – ebenso wie der Pflegebedürftige –»Kunden« der Tagespflegeeinrichtung.

Die Entwicklung einer auf die Arbeit in der Tagespflege zugeschnittenen Grundhaltung und eines professionelles Selbstverständnisses geschehen nicht von heute auf morgen. Damit eine solche Philosophie im Mitarbeiterteam verankert und von allen geteilt wird, bedarf es eines regelmäßigen Austauschs über die gemeinsame Zielsetzung in der Arbeit. Besondere Beachtung sollte die Kommunikation über das professionelle Selbstverständnis bei der Einarbeitung neuer Kolleginnen und Kollegen finden. Immer wieder gilt es zudem, das eigene Tun zu hinterfragen und zu reflektieren.

4 Tagesgestaltung – Ideen und Konzepte

Im Mittelpunkt des Geschehens in Einrichtungen der teilstationären Pflege stehen die Maßnahmen der Tagesgestaltung. In diesem Kernkapitel werden die vielfältigen Möglichkeiten der Beschäftigung, Betreuung und Aktivierung erörtert. Unter den Ideen zur Programmgestaltung befinden sich viele bekannte, möglicherweise aber auch weniger bekannte und neue Ansätze. Zweifelsohne gibt es noch eine Fülle weiterer Ideen, die hier nicht aufgegriffen worden sind, gleichwohl in der täglichen Praxis zum Einsatz kommen.

Nicht alle Maßnahmen sind für jede Einrichtung und jeden Gast geeignet. Eine Durchführung hängt vielmehr von den jeweiligen Erkrankungen und Funktionseinschränkungen der Besucherinnen und Besucher, von deren individuellen Wünschen und Bedürfnissen sowie von der personellen, räumlichen und sächlichen Ausstattung einer Einrichtung ab. Auch die örtlichen Gegebenheiten spielen eine nicht unwesentliche Rolle, beispielsweise ob eine Tagespflege in der Stadtmitte mit unmittelbarer Nähe zur Fußgängerzone oder auf dem Land angesiedelt ist.

4.1 Grundsätze der Tagesstrukturierung

Für ältere Menschen, insbesondere bei Vorliegen einer demenziellen Erkrankung, ist eine klare Tagesstruktur von zentraler Bedeutung. Wiederkehrende und verlässliche Strukturen tragen zum Wohlbefinden bei. Sie geben Halt, Orientierung und Sicherheit. Auch die Tagesstrukturierung in teilstationären Pflegeeinrichtungen folgt dieser Absicht.

4.1.1 Phasen und Fixpunkte im Tagesablauf

Typisches Kennzeichen der Tagestruktur in Einrichtungen der Tagespflege ist der Wechsel zwischen verschiedenen Phasen. Zu den Kernphasen gehören die Phasen der Aktivität (Einzel- und Gruppenaktivitäten), die Phasen der Ruhe und Entspannung sowie die Phasen der Mahlzeitenvorbereitung und -einnahme. Flankierend dazu finden die pflegerischen Maßnahmen statt. Gerahmt ist der Tagesablauf durch die Abholung der

Gäste am Morgen mit der Phase des Ankommens und dem Rücktransport nach Hause am späten Nachmittag mit der Phase des Abschiednehmens.

Tagesbeginn Für Regelmäßigkeit sorgen die Fixpunkte im Tagesablauf, der mit dem *Eintreffen der Gäste* beginnt, in der Regel zwischen 8.00 Uhr und 9.00 Uhr. Das Ankommen innerhalb dieses Zeitraums bietet die Möglichkeit, den Tag gemeinsam zu beginnen. Gleichwohl sollte die Tagespflege eine hohe Flexibilität im Hinblick auf die Anfangszeiten und den Zeitpunkt der Abholung aufweisen, um berufstätigen Angehörigen entgegenzukommen.

Sobald die meisten Gäste da sind, folgt das gemeinsame *Frühstück*. Die Plätze im Gemeinschaftsraum können für die Gäste des jeweiligen Wochentages mit Platzkarten gekennzeichnet sein. Manche Gäste haben möglicherweise einen »Stammplatz«. Andere möchten neben bestimmten Personen sitzen, die sie kennen und mit denen sie sich gern unterhalten.

Zum Frühstück gehört die Begrüßung der Anwesenden durch die Tagespflegemitarbeiter. Die Gestaltung der Begrüßung kann unterschiedlich sein und sollte sich nach den jeweils anwesenden Gästen richten. Als Orientierungshilfe kann die Benennung des Datums, des Monats und der Jahreszeit einfließen. Ein gemeinsames Lied zu Beginn oder am Ende des Frühstücks kann den Beginn des Tages einleiten.

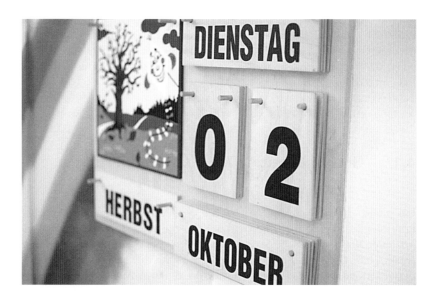

Nach dem Frühstück erläutern die Mitarbeiter der Tagespflege die Angebote des Tages und den Tagesablauf. Die Gäste können dann entscheiden, wie sie den Tag verbringen möchten. Die geplanten Maßnahmen sind lediglich als Gerüst zu verstehen, welches flexibel an die individuellen Bedürfnisse der Anwesenden angepasst wird. Grundlage bilden Erkenntnisse aus der Biografie des Einzelnen sowie die jeweiligen Wünsche und Fähigkeiten. Abhängig ist die Tagesgestaltung auch von der aktuellen Situation (z. B. dem Wetter) und der Stimmung der Gäste.

> »Ein starrer Ablauf, das ist ganz schwierig. Klar muss man sich vorbereiten, aber man muss auch immer einen Plan B im Kopf haben.«
> »Da kann man oft nicht nach Plan arbeiten. Dann ist plötzlich was ganz anderes angesagt, und dann muss man umschalten.«

Die Aktivitäten werden als Einzelmaßnahmen oder Gruppenangebote (Gesamtgruppe oder mehrere Kleingruppen) durchgeführt. Typische und häufig vorzufindende Aktivitäten in Tagespflegeeinrichtungen sind: Zeitung lesen, Singen und musikalische Unterhaltung, Spielen, gemeinsame Gestaltung von jahreszeitlichen Festen, Kochen, Backen, Erinnerungsgruppen, Werk- und Handarbeitsgruppen, Gymnastik, Ballspiele, Spaziergänge, Sitztanz, Übungen zur Sturzprophylaxe oder Gedächtnistraining. Auf Wunsch werden Maßnahmen der Körperpflege durchgeführt, wie beispielsweise Baden oder Duschen. | **Gängige Aktivitäten**

Nach der Vormittagsaktivität treffen sich die Gäste zum gemeinsamen *Mittagessen*. Rituale zu Beginn der Mahlzeit geben Orientierung und fördern das Miteinander, beispielsweise durch das Reichen der Hände oder das Sprechen eines Gebets, wenn die Gäste dies wünschen. Das Speisen in Gesellschaft ist anregend und fördert den Appetit. Daher haben die gemeinsamen Mahlzeiten in der Regel einen hohen Stellenwert bei den Tagespflegegästen. | **Mahlzeiten**

> »Von den Gästen wird das auch so geäußert: ›In Gesellschaft schmeckt es mir viel besser! Zuhause würde ich jetzt alleine sitzen.‹ Mahlzeiten sind absolut wichtig.«
> »Die Gruppendynamik wirkt sich auch positiv auf die Flüssigkeitsaufnahme aus. Zu Hause wird oftmals zu wenig getrunken. Hier ist das überhaupt kein Problem. Wenn der Nachbar das Glas austrinkt, dann trinke ich meines auch aus.«

An die Mittagsmahlzeit schließt sich in der Regel eine *Ruhepause* an. Diese kann in einem Ruhesessel oder auf Wunsch in einem Bett eingenommen werden. Die Räume werden abgedunkelt, es wird Stille vermittelt. Nicht ruhende Gäste halten sich in anderen Gemeinschaftsräumen auf, wo die Zeit ihren Wünschen entsprechend gestaltet wird.

Nach der Mittagsruhe folgt die *Kaffeerunde* mit einer Tasse Kaffee oder Tee sowie Kuchen oder Gebäck. Anschließend können Spaziergänge oder weitere Angebote stattfinden. Um Überlastung und Überforderung zu vermeiden, sollten am Nachmittag keine kognitiv oder körperlich anstrengenden Aktivitäten mehr stattfinden. | **Nachmittagsgestaltung**

Am späteren Nachmittag bereiten sich die Gäste auf die *Heimfahrt* vor. Auch der Ausklang des Tages sollte bewusst gestaltet werden. Dies kann durch ein gemeinsames Lied oder einen Gongschlag erfolgen. Mit | **Tagesausklang** einem Ausblick auf die Aktivitäten des Folgetages, der im besten Fall Interesse und Vorfreude auf das Wiedersehen weckt, wird dann Abschied genommen.

4.1.2 Angebotsplanung

Spezifische Besonderheiten der Tagespflege

Bei der Gestaltung des Beschäftigungsprogramms sind verschiedene, spezifische Besonderheiten der Tagespflege zu berücksichtigen. Dazu gehört zunächst einmal die fehlende Kontinuität in der Anwesenheit der Gäste. Nicht alle Gäste sind jeden Tag vor Ort; dadurch ergibt sich täglich eine unterschiedliche Zusammenstellung der Gruppe. Auch unterliegt die Anzahl der Gäste an den einzelnen Tagen mitunter erheblichen Schwankungen. Ferner stehen nur begrenzte Zeitfenster für Aktivitäten zur Verfügung. Mahlzeiten, Ruhezeiten und Transport der Gäste benötigen erhebliche zeitliche Ressourcen, so dass die Dauer von Beschäftigungsangeboten morgens und nachmittags etwa eineinhalb bis zwei Stunden betragen kann.

Erstellung des Wochenplans

In Einrichtungen der Tagespflege wird in der Regel ein Wochen- oder Monatsplan erstellt. Die Angebote sollten in den gesamten Leistungsprozess eingebunden sein und sich – wie bereits betont – an den Wünschen und Bedürfnissen der jeweils anwesenden Personen ausrichten.

»Wir haben einen Gast, der einmal in der Woche kommt. Er lehnt es zu Beginn grundsätzlich ab, irgendetwas mitzumachen. Er setzt sich lieber ans Fenster und schaut zu. Wenn dann die Gymnastikgruppe stattfindet, sitzt er da und beobachtet. Und dann wird plötzlich das Bein mit hochgehoben, dann die Arme, und im Endeffekt macht er alles mit. Er sitzt halt abseits, möchte nicht mit in die Gruppe hinein, macht aber alles mit. Und man spürt, dass er sich wohlfühlt dabei.«

Bei der Erstellung des Wochenplans werden zunächst die regelmäßigen und mit einer festen Uhrzeit versehenen Angebote eingetragen, wie beispielsweise die von vielen Gästen täglich gewünschte Zeitungsrunde oder therapeutische und rehabilitative Angebote. Letztere sollten immer in gleichen Abständen und an festgelegten Wochentagen stattfinden, um Erfolge erzielen zu können. Ferner sind feste Termine von externen Anbietern, wie Ergo- oder Physiotherapie, oder auch die vertraglich vereinbarten Komfort- bzw. Zusatzleistungen einzuplanen. Ansonsten ist der Wochenplan möglichst abwechslungsreich zu gestalten. Neben dem inhaltlichen Wechsel der Beschäftigungsangebote sind auch Umgebungswechsel einzuplanen, indem Aktivitäten in verschiedenen Räumen bzw. innerhalb und außerhalb der Einrichtung stattfinden. Die Planungen müssen jederzeit spontane Veränderungen erlauben, wenn beispielsweise:

- Gäste wegen akuter Erkrankung abwesend sind,
- einen Ruhetag einlegen möchten,
- kein Interesse an den vorgeschlagenen Angeboten zeigen,
- andere Vorschläge unterbreiten oder
- das Wetter zu Aktivitäten im Freien verlockt.

Das Beschäftigungsangebot sollte regelmäßig einer kritischen Reflexion unterzogen werden. Bei einer wenig abwechslungsreichen Gestaltung können Gewöhnungseffekte eintreten, die sich negativ auf das Interesse und die Beteiligung der Gäste auswirken. So ist insbesondere zu erwarten, dass die Attraktivität von Alltagsaufgaben wie Frühstück zubereiten, Gemüse putzen, etc. abnimmt.

Gestaltung des Wochenplans

»Manche sagen: ›Ich musste mein Leben lang Backen und Kochen. Ich habe keine Lust mehr dazu‹. Oder auch Wäsche legen. Da sagen sie nein. Das haben sie sechzig Jahre lang gemacht.«

»Es gibt aber auch ein paar Gäste, die das gern machen. Die helfen beim Tischdecken, die holen sich auch mal einen Besen und fegen. Wir haben eine Dame mit fortgeschrittener Demenz, die viele Sachen einfach nicht mehr mitbekommt, aber Kartoffeln schälen und Äpfel schälen, das macht sie gern. Damit kann man sie aktivieren.«

Der Wochenplan ist gut sichtbar für die Tagespflegegäste auszuhängen. Dazu bieten sich Plakate, beschreibbare Planungstafeln oder Magnettafeln mit einem aufgedruckten Wochentagsraster an. Zu den verschiedenen Angeboten können auch beschriftete oder mit Symbolen versehene kleine Schilder angefertigt werden, die bei Veränderungen der Planung verschoben werden. Auf diese Weise kann neben der ursprünglichen Planung die veränderte Planung transparent dargestellt werden.

Der Wochenplan wird am Ende der Woche als Nachweisdokument abgelegt. Dies kann bei einer EDV-gestützten Dokumentation über ein Foto der Planungstafel geschehen, welches anschließend in einem EDV-Ordner abgelegt wird. Handgeschriebene Planungen mit Einfügungen zu Planungsveränderungen werden abgeheftet.

Wochenplan als Nachweisdokument

4.1.3 Gruppen- und Einzelangebote

Die Erstellung eines Wochenplans ist durchaus eine Herausforderung für die planenden Pflegekräfte. Nicht nur die Wünsche der Gäste, sondern auch die zeitlichen und fachlichen Ressourcen der Mitarbeiter sind in die Überlegungen mit einzubeziehen. Zu planen ist auch der Einsatz der freiwilligen Helferinnen sowie der zusätzlichen Betreuungskräfte für Gäste mit einem erheblichen Betreuungsbedarf. Inwieweit Maßnahmen der

49

Beschäftigung und Aktivierung als Gruppen- oder Einzelangebot durchgeführt werden, hängt von verschiedenen Faktoren ab:

Rahmenbedingungen der Wochenplanung

- Was wünschen einzelne Gäste aktuell, welche Prioritäten bestehen? (Welche speziellen Einzelinteressen gibt es? Besteht unter Umständen momentan eher ein Ruhebedürfnis? Ist bei einzelnen Gästen ein Unwohlsein in der Gruppe spürbar?)
- Welcher Unterstützungsbedarf liegt bei den Gästen vor? (Welche Personen weisen eine hohe Betreuungsintensität auf?)
- Welche Ressourcen bestehen im Team? (Wie viele Mitarbeiterinnen sind in der Planungswoche anwesend? Über welche spezielle Expertise verfügen Mitarbeiter, Ehrenamtliche und Betreuungskräfte?)
- Wieviel Zeit wird für die jeweiligen Aktivitäten benötigt? Passen sie in den vorgegebenen Zeitrahmen?
- Sind die räumlichen Gegebenheiten ausreichend und geeignet? (Einzelangebote benötigen eher kleine Räume; Gruppenangebote, wie beispielsweise Seniorentanz, erfordern einen großen und wenig möblierten Raum.)
- Ist eine entsprechende Sachausstattung für die geplanten Aktivitäten vorhanden? Was muss besorgt werden?
- Über welche finanziellen Mittel verfügt die Einrichtung?

Gruppenangebote können mit der Gesamtgruppe oder in Kleingruppen durchgeführt werden. Geht es um Unterhaltung und Geselligkeit, kann oftmals die Gesamtgruppe einbezogen werden. Bei gezielten Trainings sollte der Teilnehmerkreis eher kleiner und möglichst homogen sein, ebenso bei speziellen Gruppenangeboten für psychisch veränderte oder an Demenz erkrankte Menschen (vgl. Eisenburger 2012). Nicht immer ist jedoch eine Trennung von demenziell erkrankten und nicht demenziell erkrankten Gästen erforderlich. Viele Gruppenaktivitäten bieten die Möglichkeit zur »gelebten Inklusion«. Durch die gemeinsame Aktivität tritt oftmals das Krankheitsbild Demenz in den Hintergrund und Verschiedenheit wird selbstverständlich.

Die Gestaltung von attraktiven und abwechslungsreichen Gruppenangeboten erfordert mitunter ein Ausprobieren von möglichen Maßnahmen, um festzustellen, welche Aktivitäten gern angenommen werden und welche nicht.

»Es wird auch experimentiert. Zum Beispiel hatten wir *Lach-Yoga*. Einige Gäste waren begeistert, andere fanden das ganz furchtbar.«

»Es kann passieren, dass man ein Thema vorbereitet hat und keiner etwas dazu zu sagen hat. Also, man muss flexibel sein, Wir bauen oft um.«

»Nicht alles ist für jeden geeignet. Da muss man halt einen Mittelweg finden.«

Neben den Gruppenangeboten finden auch *Einzelangebote* statt, wenn individuelle Beschäftigungswünsche bestehen. Zudem ist nicht immer eine Teilnahme an Gruppenaktivitäten möglich oder sinnvoll, beispielsweise

- wenn der Aufenthalt in der Gruppe einen Gast erkennbar anstrengt,
- wenn ein Gast sich nach einer Erkrankung oder einem Krankenhausaufenthalt noch in der Rekonvaleszenz befindet,
- wenn ein demenziell erkrankter Gast Unruhe oder einen erhöhten Bewegungsdrang zeigt.

Mitunter scheuen Gäste – insbesondere bei einer kognitiven Einschränkung – aus Angst vor Misserfolgen vor einer Teilnahme an Gruppenaktivitäten zurück. Hier bedarf es besonders geschulter Gruppenleitungen mit entsprechender fachlicher Qualifikation, einer guten Beobachtungsgabe, Geduld sowie der Fähigkeit zur einfühlsamen Kommunikation (vgl. Gipp 2011).

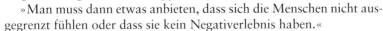

»Das sind Einzelfälle und man muss genau hinschauen, was geht und wann es nicht mehr geht. Wir versuchen natürlich, dass der Gast so lange wie möglich in die Gruppe integriert wird.«
»Man muss dann etwas anbieten, dass sich die Menschen nicht ausgegrenzt fühlen oder dass sie kein Negativerlebnis haben.«

Auch die Einzelangebote sollten sich an den Wünschen und Bedürfnissen der Gäste orientieren. Bei schwerer demenzieller Erkrankung bietet die Biografie unter Umständen hilfreiche Ansatzpunkte für die Gestaltung von Maßnahmen. Unruhezustände können gemildert werden, z. B. durch eine Schublade mit Gegenständen zum Ein- und Ausräumen, Wolle zum Aufwickeln oder das Sortieren von Knöpfen (weitere Anregungen siehe Bowlby Sifton & Brock 2011).

Die Teilnahme der Gäste an Einzel- oder Gruppenangeboten wird täglich im Tätigkeitsnachweisbogen der Pflegedokumentation festgehalten. Besonderheiten werden im Berichtsblatt notiert. Insbesondere die Wirkung von Beschäftigungsangeboten sollte schriftlich fixiert werden. Auf diese Weise kann im Laufe der Zeit festgestellt werden, welche Maßnahmen das Befinden eines Gastes positiv beeinflussen und welche eher ungünstig sind.

Erheblichen Einfluss auf den »Erfolg« eines Beschäftigungsangebotes hat die *Einstellung* der durchführenden Mitarbeiterinnen und Mitarbeiter. Nur wenn sie selbst von der Sinnhaftigkeit ihres Tuns überzeugt sind, kann es gelingen, Interesse an dem Angebot zu wecken und die älteren Menschen zur Teilnahme zu motivieren. Erforderlich ist auch eine sensible Beobachtung dessen, was in welcher Weise überhaupt machbar ist. Immer wieder gilt es abzuwägen, ob eine Aktivität so durchführbar ist oder ob die Anforderungen zu hoch gesetzt sind. Je länger ein Gast eine

Bedeutung der Einstellung der Mitarbeitenden

Tagespflegeeinrichtung besucht, umso eher können die Mitarbeiterinnen und Mitarbeiter seine Bedürfnisse, Fähigkeiten und aktuelle Motivationslage einschätzen. Hilfreiche Tipps zur Motivation von Menschen mit Demenz bietet die oben bereits erwähnte Publikation von Bowlby Sifton und Brock (2011).

4.2 Geselligkeit und Unterhaltung

Erleben von Gemeinschaft

Soziale Integration und das Erleben von Gemeinschaft gehören zu den Grundbedürfnissen des Menschen. Nicht selten sind ältere Menschen vereinsamt und isoliert aufgrund von gesundheitlichen Beschwerden, Mobilitätseinschränkungen oder einer Verkleinerung ihres sozialen Netzwerkes durch Tod von Verwandten und Freunden. Die Tagespflege bietet ihnen eine Möglichkeit zum Erleben von Gemeinschaft, Geselligkeit und fröhlichem Beisammensein.

»Viele Gäste sind nach einiger Zeit aktiver. Meist sind sie auch zufriedener, weil etwas erlebt wird, weil der Tag wieder einen Sinn hat, weil Ansprache da ist und Anregungen gegeben werden.«

Durch den Besuch der Tagespflege können auch neue Bindungen entstehen: Bindungen zu den Mitarbeiterinnen und Mitarbeitern sowie Bindungen zu anderen Gästen. Teilweise entstehen regelrechte Freundschaften untereinander. Die Betreffenden sitzen beim Essen nebeneinander, unterhalten sich gern und nehmen gemeinsam an den Gruppenaktivitäten teil. In solchen Fällen sollte versucht werden, in Absprache mit den Angehörigen die Besuchstage der Gäste zusammenzulegen.

In der Tagespflege bieten sich vielfältige Möglichkeiten für Geselligkeit und Unterhaltung, unter anderem musikalische Aktivitäten, Gesellschaftsspiele oder Gesprächsrunden. Einige davon sollen nachfolgend näher betrachtet werden.

4.2.1 Musikalische Aktivitäten

Musikgeragogik

Musik verbindet die Menschen und hat eine gemeinschaftsbildende Kraft. Gemeinsames Singen und Musizieren oder auch Musikhören vermitteln Geborgenheit durch Angenommenwerden und Aufgehobensein in der Gruppe (vgl. Peters 2008). Dem Einsatz von Musik als Medium zur Verbesserung der Lebensqualität sowie als Bildungsangebot für ältere Menschen widmet sich die *Musikgeragogik*. Zielgruppe und Aufgabenfeld der Musikgeragogik ist der alte Mensch mit seinen persönlichen

Erfahrungen und Beziehungen zur Musik. Musikalische Angebote werden als sinnvolles Tun verstanden, ausgerichtet an den Fähigkeiten, der Lebenswelt und Kultur des Einzelnen (vgl. Hartogh & Wickel 2008).

Erkenntnisse der Musikgeragogik beeinflussen inzwischen in vielen Tagespflegeeinrichtungen die Gestaltung musischer Aktivitäten. In vielen Einrichtungen kommt beispielsweise die Veeh-Harve zum Einsatz. Dieses Saitenzupfinstrument ist einfach zu bedienen, kann ohne Notenkenntnis gespielt werden und hat einen angenehmen Klang. Auch Orff-Instrumente (Xylophon, Trommeln, Schellen, Kastagnetten, Klanghölzer, etc.) eignen sich aufgrund ihrer einfachen Handhabung hervorragend zum Einsatz in der Tagespflege.

Zu den traditionell in der Tagespflege verankerten musikalischen Angeboten gehört das Singen. Die heutige Generation der älteren Menschen hat in früheren Zeiten viel und gern gesungen. Texte und Melodien von Volksliedern werden oftmals noch gut erinnert. Das gilt auch bei einer demenziellen Erkrankung. Musik weckt biografische Erinnerungen und ist daher sehr gut geeignet, um die Lebensqualität von Menschen mit Demenz zu verbessern. Durch das gemeinsame Singen bekannter Lieder entstehen Gefühle von Vertrautheit, Zusammengehörigkeit und auch Stolz. Für die Gäste bedeutet es ein Erfolgserlebnis, wenn Lieder auswendig gesungen werden können. Im Wochenplan vieler Tagespflegeeinrichtungen gehören daher Singstunden zum festen Angebot. Nicht selten geht der Impuls zum Singen von den Gästen selbst aus, indem spontan Lieder angestimmt werden.

> »Mit Musik geht alles. Das ist der Türöffner.«
> »Wir machen oft Wunschkonzerte zu bestimmten Themen: Schlager der dreißiger Jahre, Operettenmelodien oder Seemannslieder. Dann singen alle mit.«

Das gemeinsame Singen kann Wohlgefühle auslösen, beruhigend oder anregend wirken. In der Tagespflege kann es daher bewusst eingesetzt werden, wenn die Stimmung abzugleiten droht. Sehr gut geeignet ist eine Kombination aus Musik und Bewegung, z. B. durch Schunkeln und Klatschen (vgl. Peters 2008). Bei demenziell erkrankten Gästen kann auf diese Weise ein anderer Rhythmus in Unruhezustände gebracht werden.

Die Auswahl der Lieder sollte von den Gästen und den Mitarbeiterinnen gemeinsam getroffen werden. Besonders gern gesungen werden in aller Regel Volkslieder, alte Schlager, Seemannslieder, Wanderlieder, Kinderlieder, Kirchenlieder, jahreszeitliche Lieder wie Advent- und Weihnachtslieder, Karnevalslieder, Frühlingslieder, etc. Jüngeren Mitarbeiterinnen sind die bevorzugten Lieder der älteren Generation nicht immer bekannt. Eine hilfreiche Auflistung von Liedern nach Titel, Thema und Aussagen zu ihrer möglichen Wirkung auf die Gäste findet sich bei Harms und Dreischulte (2007, S. 33). Eine CD mit vertrauten

Instrumente für ältere Menschen

Gemeinsames Singen

Auswahl der Lieder

53

Melodien hat die Landeszentrale für Gesundheitsförderung in Rheinland-Pfalz e.V. herausgebracht. Die CD mit dem Titel »Musik als Schlüssel« wendet sich an Pflegekräfte und pflegende Angehörige, die sich um Menschen mit Demenz kümmern (zu bestellen unter www.de¬menz-rlp.de).

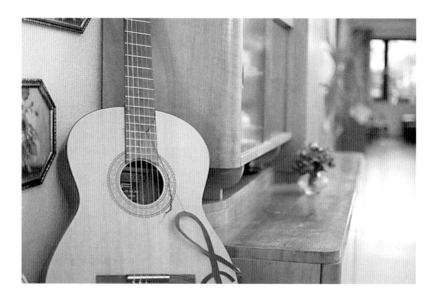

So wichtig musikalische Aktivitäten auch sind: von einer »Musikdauerberieselung« sollte abgesehen werden. Als Hintergrundgeräusch kann sie zu einer Überlastung insbesondere bei Menschen mit Demenz führen (Bowlby Sifton und Brock 2011).

In musikalische Aktivitäten lassen sich oftmals ehrenamtlich Tätige einer Tagespflegeeinrichtung einbinden, wenn diese Freude an der Musik haben, eventuell selbst ein Musikinstrument spielen oder Mitglieder in einem Chor sind. Auch externe Initiativen können einbezogen werden, wie Musikschulen und Schulen sowie Hochschulen, die musikbezogene Projekte mit Altenhilfeeinrichtungen durchführen. Interessant in diesem Zusammenhang ist das Projekt »Musik mobil« der Arbeiterwohlfahrt Ostwestfalen-Lippe. Bei diesem Projekt handelt sich um einen musikalischen Besuchsdienst von Freiwilligen, die Musik in Altenhilfeeinrichtungen bringen und so Wohlfühlmomente für Menschen mit Demenz oder auch bettlägerige Menschen bieten (www.awo-musikmo¬bil.de).

Für Fachkräfte der Sozialen Arbeit und Pflege, die ihre Kenntnisse in diesem Bereich verbessern möchten, gibt es inzwischen etliche Möglichkeiten der Fort- und Weiterbildung. Musikschulen, Akademien für Gesundheitsberufe und Hochschulen, wie beispielsweise die Fachhochschule Münster, bieten Zertifikatskurse »Musikgeragogik« an (www.fh-muenster.de). Einen Überblick über die vorhandenen Angebote sowie weitere Hinweise bietet die dazugehörige Homepage www.musikgeragogik.de.

4.2.2 Gesellschaftsspiele

Eine weitere Möglichkeit zum Erleben von sozialem Miteinander und Geselligkeit bietet sich mit dem gemeinsamen Spielen. Gesellschaftsspiele sind unterhaltsam, fördern die Konzentration und das Gedächtnis. In Einrichtungen der Tagespflege ist in der Regel eine vielfältige Auswahl an Gesellschaftsspielen vorhanden. Welche Spiele favorisiert werden, muss erfragt und ausprobiert werden. Etliche Gäste waren vielleicht in früheren Zeiten in Skatrunden oder Kegelclubs aktiv. Andere wiederum haben grundsätzlich eine Abneigung gegenüber Gesellschaftsspielen.

Gemeinsames Spielen

»Also es gibt zum Beispiel Gäste, die unheimlich gern *Mensch ärgere Dich nicht* spielen. Und dann gibt es welche, die das niemals spielen würden.«

»Wir haben eine Gruppe, die spielt gern *Bingo*. Und dann gibt es für den Gewinner Hustenbonbons. Preise sind wichtig.«

»Beim *Bingo* können viele mitspielen, weil es so einfach ist. Auch die, die sonst schwächer sind, haben dann Erfolgserlebnisse, weil es einfach nur Glück ist.«

Beliebte Spiele sind Brettspiele, Karten- und Würfelspiele. Für ältere Menschen gibt es angepasste Versionen der bekannten Spiele, bezogen auf Material, Optik und Design. Brettspiele, wie beispielsweise Mühle und Dame, Halma, Backgammon oder Mensch ärgere Dich nicht, gibt es in Ausführungen mit extra großen Spielfeldern und Figuren. Oberflächen sind griffig gestaltet, kräftige Farben erleichtern das Erkennen von Figuren und Spielflächen. Auch für Kartenspiele wie Skat, Doppelkopf, Canasta oder Rommé gibt es extra große Spielkarten mit gut leserlichem Design. Würfel und Würfelbecher, beispielsweise für Knobeln und Kniffel, sind ebenfalls in Übergrößen erhältlich. Geeignet sind ferner Groß-Puzzles aus wenigen Teilen mit ansprechenden Motiven (z. B. Blumen, Werkzeuge) oder Tangram, ein Lege- und Geduldsspiel aus sieben Einzelteilen. Mit den geometrischen Holzformen können zahlreiche kreative Formen gelegt werden.

Spiele für ältere Menschen

Grundsätzlich ist beim Spielen darauf zu achten, dass Überforderungen und Enttäuschungen vermieden werden, da ansonsten die Freude am Spiel verloren geht. Im Vordergrund sollten stets der Spielspaß und positive Erlebnisse stehen.

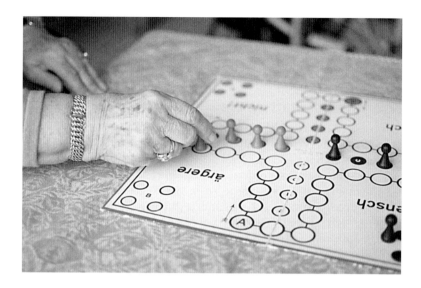

4.2.3   Kreatives Gestalten

Bewusst wird an dieser Stelle der Ausdruck »kreatives Gestalten« und nicht etwa »Basteln« verwendet. Zum einen ist kreatives Gestalten weit mehr als nur Basteln. Zum anderen soll auf diese Weise dem »Bastelimage« der Tagespflege begegnet und einer möglichen Infantilisierung der Tagespflegegäste vorgebeugt werden. Ältere Menschen haben vielfach erhebliche kreative Potentiale, die durch geeignete Aktivitäten geweckt und gefördert werden können. Das kann sicherlich auch in Form von Bastelangeboten geschehen, daneben gibt es jedoch noch zahlreiche weitere Möglichkeiten.

Bedeutung kreativer Tätigkeit Künstlerisches und kreatives Arbeiten im Alter kann dazu beitragen, Konzentration, Gedächtnisleistung und körperliche Beweglichkeit zu fördern. Kunst ist zudem eine wichtige Kommunikationsform, wenn eine sprachliche Verständigung nur noch begrenzt möglich ist. Durch künstlerische Aktivitäten können Gefühle und biografische Erlebnisse ausgedrückt werden, zudem bereiten sie Freude und geben Selbstvertrauen. Seit einiger Zeit widmet sich die *Kunstgeragogik* der künstlerischen Förderung älterer und demenziell erkrankter Menschen. In Zertifikatskursen Kunstgeragogik wird theoretisches und praktisches Wissen zum künstlerischen Arbeiten mit älteren Menschen vermittelt.

In der Tagespflege bieten sich vielfältige Möglichkeiten des kreativen Gestaltens, wie beispielsweise:

- Malen mit Pinsel und Farbe (Aquarell- und Pastellfarben) oder auch Fingerfarbe
- Plastizieren mit Ton
- Herstellung von Raumschmuck oder jahreszeitlicher Dekoration

- Serviettentechnik
- Malarbeiten mit einem Kamm oder Spachtel
- Malen mit Schablonen
- Laubsägearbeiten
- Arbeiten mit Knete
- Erstellung eines gemeinsamen Wandbildes.

Im Vordergrund der Aktivitäten steht weniger das »Endprodukt«. Entscheidend sind vielmehr der Prozess der Erstellung und die Freude an der kreativen Betätigung. Es ist darauf zu achten, dass die Tagespflegegäste nicht mit komplizierten Techniken oder durch zu lange Sitzungen überfordert werden. Nach Möglichkeit sollten Kreativaktivitäten einen Zweck erfüllen. So ist beispielweise die Herstellung von Tischdekoration oder kleinen Geschenken für die Angehörigen zu Hause sinnerfüllend.

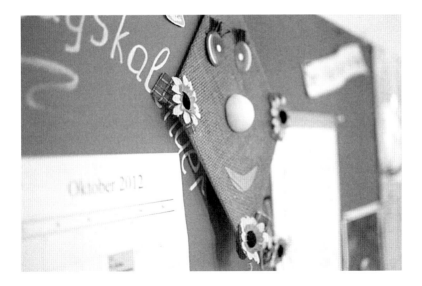

4.2.4   Sonstige Gemeinschaftsaktivitäten

Gemeinsame *Gesprächsrunden* fördern die Kommunikation und Interaktion der Gäste. Die Themenpalette ist breit und kann sich auf aktuelle Themen beziehen oder auf biografische Ereignisse (z. B. die Schul- und Berufszeit, die eigene Hochzeit, die Geburt der Kinder, etc.). Frühere Urlaube und Reisen können thematisiert werden oder die Hobbys der Gäste. Beliebt sind auch *Vorleserunden*. Dabei wird aus der aktuellen Tageszeitung oder anderen Zeitschriften vorgelesen. Auch Gedichte, Geschichten und Märchen bieten sich für die Runden an. Aus den Vorleserunden ergeben sich oftmals Anknüpfungspunkte und neuer Gesprächsstoff für die Anwesenden.

Gesprächs- und Vorleserunden

57

Kontakte zu Haustieren

Gemeinschaftsfördernd kann auch der *Umgang mit Haustieren* sein. Viele ältere Menschen haben in der Vergangenheit Haustiere gehabt oder haben sie möglicherweise noch. Der Kontakt zu Tieren hat oftmals eine wichtige soziale Funktion, wenn Kontakte zu anderen Menschen immer weniger werden. Gefühle von Einsamkeit und Isolation können verringert werden, in traurigen Situationen kann die Anwesenheit eines Tieres tröstlich sein. Tiere können vielfältige positive Effekte auf die körperliche, psychische und soziale Befindlichkeit einer Person haben.

Etliche Tagespflegeeinrichtungen bieten ihren Gästen die Möglichkeit zum Kontakt mit Tieren, beispielsweise zu Hunden oder Katzen. Oftmals leben Kanarienvögel oder Sittiche, Kaninchen, Meerschweinchen oder Hamster in der Einrichtung. Mitunter befindet sich im Gemeinschaftsraum ein Aquarium mit bunten Fischen. Viele Gäste reagieren ausgesprochen positiv auf die Anwesenheit von Tieren. Ihre Stimmung hellt sich spürbar auf, es wird miteinander gelacht und geredet. Durch das Mithelfen bei der Versorgung der Tiere (beispielsweise beim Füttern, Reinigen des Stalls oder Kämmen des Fells) können sie Verantwortung übernehmen und sinnhaftes Tun erleben. Streicheln und Spielen mit den Tieren oder das »Gassi gehen« mit dem Hund können zur Aktivierung und zur Erhöhung von Wohlbefinden und Lebensqualität beitragen.

Allerdings muss sorgfältig abgewogen und geprüft werden, ob für einen Gast der Kontakt zu Tieren sinnvoll und zu fördern ist. Aufgrund biografischer Erlebnisse haben manche Menschen Angst vor Tieren, insbesondere vor Hunden. Möglicherweise bestehen auch Allergien, zum Beispiel gegen Katzenhaare. Erst wenn nichts gegen einen Kontakt spricht, sollten entsprechende Maßnahmen initiiert werden. Ferner müssen die Tiere gesund und die notwendigen Hygienemaßnahmen sichergestellt sein. Leben Kleintiere wie Kaninchen oder Hamster in der Einrichtung, so muss für eine artgerechte und verantwortungsvolle Tierhaltung gesorgt sein.

4.3 Bewegung und Training

Viele Menschen bewegen sich mit zunehmendem Alter nur noch wenig, so dass Gehen und Bewegen immer mühsamer werden. Kommen dann noch gesundheitliche Beeinträchtigungen und Schmerzen hinzu, werden Bewegungsaktivitäten noch weiter eingeschränkt. Auch in die Tagespflege kommen oftmals Gäste, die eine erhebliche Bewegungsarmut aufweisen, die nur zum Teil krankheitsbedingt ist. Die Förderung von Bewegung hat daher in Einrichtungen der Tagespflege in aller Regel einen hohen Stellenwert.

Zu den vielfältigen Möglichkeiten, die sich in der Tagespflege bieten, gehören allgemeine Mobilisationsmaßnahmen, aber auch gezielte Trainingsprogramme. Wertvolle Anregungen für die Ausgestaltung von Bewegungsangeboten liefert die Geragogik mit ihrem Zweig der *Motogeragogik*. Die Motogeragogik ist ein ganzheitliches pädagogisches Konzept mit psychomotorischem Ansatz, welches speziell für behinderte, ältere und demenziell erkrankte Menschen entwickelt wurde. Durch vielfältige, mit Freude an der Bewegung verbundene Erfahrungen werden bei den Teilnehmerinnen psychische, emotionelle, soziale, kognitive und motorische Fähigkeiten und Kompetenzen erhalten, gefördert oder wiederentdeckt.

Motogeragogik

4.3.1 Allgemeine Mobilisationsmaßnahmen

Bei den Maßnahmen der allgemeinen Mobilisation geht es darum, alltägliche Abläufe aktiver zu gestalten und sowohl bei den Gästen als auch den Pflegenden das Bewusstsein für die Notwendigkeit von Bewegung zu fördern (vgl. Abt-Zegelin 2011). Den Gästen muss vermittelt werden, dass jeder Schritt wichtig ist, da bei Bewegung die Gelenkflüssigkeit produziert wird. Ruhen die Gelenke hingegen über eine längere Zeit, so kommt es zu einer Unterversorgung der Gelenkknorpel. Ein schlecht versorgter Knorpel wird brüchig und porös, kann Belastungen weniger gut abfedern und die Knochen nicht mehr ausreichend schützen. Bereits durch einfache Interventionen kann eine Verbesserung der Beweglichkeit erzielt werden: Den Gast häufiger mal zu motivieren, vom Stuhl aufzustehen, ihm nicht alles anreichen und beim Umsetzen vom Rollstuhl an den Tisch ein paar Schritte gehen, stellen erste Schritte hin zu Aktivierung dar.

»Die Tagesgäste sagen oftmals: ›Wir machen hier so viel, ich bin schon wieder richtig fit. So viel Bewegung habe ich zu Hause nie‹.«
   »Bei uns ist ja auch viel Platz, da kommt man mit dem Rollator überall hin. Und die langen Gänge, die muss man dann ja auch laufen, um die Räumlichkeiten aufzusuchen, wenn man an einer Aktivität teilnehmen will. Das machen wir auch bewusst so, dass alle vom Tisch wegkommen, alle aufstehen und sich bewegen.«

Rollstühle sollten ausschließlich der Fortbewegung dienen, also nur zum zwischenzeitlichen Transport verwendet werden. Keinesfalls sollten die Gäste den ganzen Tag in einem Rollstuhl sitzen, denn die gängigen Rollstühle haben eine Form der Sitzfläche, die bei längerem Sitzen zu Taubheitsgefühlen führen, das Dekubitusrisiko erhöhen und Spastizität verstärken kann (vgl. Schürenberg 2011).

59

Spaziergänge   Zur allgemeinen Mobilisation gehören auch *Spaziergänge*. Schon mäßige Bewegung hat einen gesundheitsförderlichen Effekt. Hinzu kommt die Freude, die Natur genießen zu können. Das Spazierengehen draußen hat viele weitere Vorteile (vgl. Jasper 2012, S. 24):

- zusätzlicher Sauerstoff
- ständig wechselnde Reize, stetiger Umgebungswechsel
- Anpassung an wechselnde Untergründe
- Anpassung an wechselnde Licht- und Wetterverhältnisse
- Aufnehmen von Düften aus der Natur
- positive Entwicklung der Stimmung.

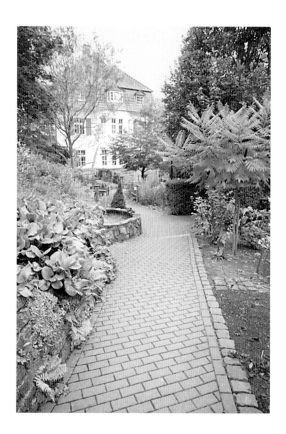

Günstig ist es, wenn sich im näheren Außenbereich der Tagespflegeeinrichtung die Möglichkeit bietet, einen Spaziergang zu unternehmen. Idealerweise verfügt sie über einen eigenen Gartenbereich, der sich für kleinere Spaziergänge eignet und mit anregenden Elementen gestaltet ist, beispielsweise mit verschiedenen Bewegungsgeräten. Die Wege sollten so beschaffen sein, dass sie mit Gehhilfen sicher zu begehen sind. Wichtig sind Sitzgelegenheiten, die nicht nur zum Sitzen einladen, sondern auch das selbstständige Wiederaufstehen ermöglichen.

Dort wo die entsprechenden Möglichkeiten in der Tagespflege bestehen, können auch leichte *Gartenarbeiten* durchgeführt werden. Tätigkeiten wie Unkrautzupfen an einem Hochbeet, das Bepflanzen von Töpfen oder das Gießen eines Blumenbeets tragen nicht nur zur körperlichen Aktivierung bei. Sie ermöglichen auch ein Erleben von Sinnhaftigkeit und Nützlichkeit. Gartenarbeit gehört zur Biografie vieler Gäste und kann ein wichtigen Beitrag zur Verbesserung der Lebensqualität leisten.

4.3.2 Verbesserung von Kraft und Ausdauer

Leichtes Kraft- und Ausdauertraining ist auch im Alter möglich und wirkt sich günstig auf altersbedingte Beschwerden aus. Es fördert die Beweglichkeit und stärkt Herz und Kreislauf. Wichtig ist, dass die diesbezüglichen Aktivitäten stets Freude bereiten und für den Tagespflegegast keine Quälerei bedeuten.

Gehprogramme

Ein durchaus passendes Ausdauertraining stellt das zügige Gehen dar. Die positiven Effekte einer solchen Maßnahme zeigt eine Studie aus Italien, die die Wirkung eines Gehprogramms für Menschen mit schwerer Demenz untersuchte. Eine aus 24 Personen bestehende Interventionsgruppe ging in einem angemessenen, gleichwohl an der Leistungsgrenze angesiedelten Tempo viermal in der Woche mit ihren Angehörigen spazieren. In der Kontrollgruppe fanden Aktivitäten wie Bingo, Nähen und Musik statt. Zu Beginn der Studie gab es keine gravierenden Unterschiede zwischen beiden Gruppen. Nach 24 Wochen wies die Gruppe der Teilnehmer an dem Laufprogramm eine deutlich bessere Gehfähigkeit und Gehleistung auf, die Mobilität war insgesamt gesteigert, es gab außerdem positive Auswirkungen auf verschiedene Aktivitäten des täglichen Lebens. Die kognitiven Funktionen blieben in dieser Zeit stabil, in der Kontrollgruppe sanken sie hingegen im gleichen Zeitraum ab (vgl. DZD 2012; Venturelli et al. 2011).

Zügiges Gehen und seine Wirkung

> »Man kann schon Fortschritte in der Mobilität erkennen, wenn jemand regelmäßig an den Bewegungsrunden teilnimmt.«
>   »Der Wunsch nach Gymnastik ist bei vielen Gästen vorhanden.«
>   »Erst neulich hat eine Angehörige zu mir gesagt: ›Seit meine Mutter bei Ihnen in der Tagespflege ist, läuft sie besser‹. Das kommt immer mal wieder vor.«

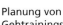

Sollen in der Tagespflege Spaziergänge nicht nur der Freizeitgestaltung, sondern tatsächlich dem Ausdauertraining dienen, so bedarf es einer systematischen Planung und regelmäßigen Durchführung. Die Planung des Gehtrainings übernimmt die Bezugspflegeperson. Sie stimmt mit dem

Planung von Gehtrainings

61

begleitenden Team das Vorgehen, die Zusammensetzung der Gruppe oder die Einzelintervention ab. Die Gruppengröße, die Dauer und die Länge des gemeinsamen Spaziergangs orientieren sich an den Fähigkeiten und dem Unterstützungsbedarf der Gäste. Vor Beginn der Aktivität sind die Entfernung und das jeweilige Ziel festzulegen und zu dokumentieren. Je nach Krankheitsbild wird entschieden, ob Pflegefachpersonen, Helferinnen oder auch freiwillige Tätige die Begleitung übernehmen. Bei Notwendigkeit einer persönlichen Begleitung einzelner Gäste kann dies durch die Betreuungsassistentinnen erfolgen. Relevante Beobachtungen werden regelmäßig kommuniziert und dokumentiert.

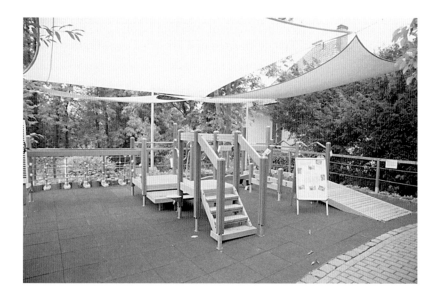

Sitzgymnastik

Die Sitzgymnastik eignet sich gut für bewegungseingeschränkte Gäste. Die Teilnehmer trainieren in dem Maß, wie es ihre körperlichen und konditionellen Möglichkeiten zulassen. Ziele sind die Förderung der Beweglichkeit, der Koordination, der Ausdauer, des Reaktionsvermögens und des Gemeinschaftsgefühls. Wie viele Personen an der Aktivität teilnehmen, hängt vom Krankheitsbild der Gäste ab. Bei Menschen mit einer Demenzerkrankung ist eine Gruppengröße von vier bis höchstens acht Personen anzuraten. In einer größeren Gruppe könnten die Teilnehmer überfordert werden, in einer kleineren Gruppe könnte das Geselligkeitsgefühl fehlen (vgl. Radenbach 2009).

Übungen im Sitzen   Die Übungen werden in einem Stuhlkreis durchgeführt. Die Gäste sollten dabei nicht im Rollstuhl, sondern auf einem festen Stuhl sitzen. Bei der Stuhlhöhe muss darauf geachtet werden, dass der ganze Fuß den

Boden berührt. Mit der Sitzgymnastik können sowohl der Ober- als auch der Unterkörper aktiviert werden. Für die Übungen bieten sich verschiedene Materialien wie Bälle, Schwungtücher, Luftballons, Therapiebänder, Stangen und Stäbe an. So können beispielsweise mit dem Schwungtuch leichte Bälle hin und her bewegt werden. Die Bälle können kreisen oder hoch geworfen werden. Durch die Bewegung der Arme von oben nach unten entstehen kleine Wellenbewegungen. An den Schwungtuchübungen kann sich prinzipiell jeder Tagespflegegast beteiligen, auch körperlich schwächere Personen oder Schlaganfallbetroffene mit einer Halbseitenlähmung. Durch die ausgewählte Begleitmusik wird das Tempo der Bewegung bestimmt. Die Tücher sollten leicht sein; ihre Größe wird dem Teilnehmerkreis entsprechend ausgewählt (vgl. Mehler 2012).

Mittels eines Körnersäckchens kann die Beweglichkeit der Beine gefördert werden. Dazu wird das Säckchen auf den Boden gelegt, vom linken zum rechten Fuß geschoben oder auf den Fuß gelegt und so weit wie möglich hoch geworfen. Es kann auch auf den Boden gelegt und mit einem Stab zu einer bestimmten Markierung befördert werden (vgl. Eichenseer & Gräßel 2011). Melodien und bekannte Lieder, die die Übungen begleiten, erhöhen die Freude an der Aktivität.

Tanzgruppen

Für eine Reihe von Tagespflegegästen stellt Tanzen ein geeignetes Aktivierungsangebot dar. Es fördert nicht nur Beweglichkeit und Ausdauer, sondern auch das soziale Miteinander. Beliebt sind im früheren Leben erlernte Tänze, wie Gesellschafts- und Volkstänze.

> »Und wenn die richtige Musik läuft, dann wird auf einmal getanzt. Da wundern wir uns, was alles möglich ist. Da denkt man: Oh Gott, der Gast sitzt doch sonst nur!«

Ob in der Tagespflege eine Tanzgruppe gebildet werden kann, hängt zum einen von den Räumlichkeiten ab, zum anderen von der Möglichkeit, einen geeigneten Übungsleiter bzw. Tanzlehrer für dieses Angebot zu finden. Der Deutsche Tanzlehrerverband hat ein spezielles Interventionsprogramm für Menschen über 50 Jahre entwickelt (AGILANDO), das speziell auf die Bedürfnisse älterer Menschen abgestimmt ist und auch die untrainierte Konstitution der älteren Personen berücksichtigt. Das Programm besitzt ferner den Vorteil, dass es nicht auf den Partnertanz ausgerichtet ist. Das 60 Minuten dauernde Training besteht im ersten Drittel aus Aufwärmübungen mit gymnastischen Fitnesselementen, gefolgt von einem choreografierten Tanz-Teil. Eine Interventionsstudie verweist auf erhebliche Verbesserungen im Bereich der Stand- und Körperhaltung sowie in Bezug auf Reaktionszeiten (vgl. Kattenstroth et al. 2011).

Tanzen für ältere Menschen

Auch für Menschen mit Demenz eignet sich Tanzen als Bewegungsangebot, welches mit einfachen Mitteln zu realisieren ist. Ein Übungsleiter benötigt nur wenig tänzerisches Fachwissen, da sich bereits mit einer geringen Anzahl unterschiedlicher Bewegungsformen ein abwechslungsreiches Training gestalten lässt (vgl. Gipp 2011). Da Tänze aber durchaus eine erhebliche kognitive Herausforderung darstellen, ist ein sorgfältiges Abwägen der Teilnahme im Sinne einer Vermeidung von Überforderung erforderlich.

Tanzen im Sitzen   Eine weitere Trainingsmöglichkeit ist der *Sitztanz*. Er eignet sich, wenn Bewegungsabfolgen aufgrund von Gleichgewichtsproblemen oder anderen körperlichen Einschränkungen nicht oder nicht mehr durchgängig im Stehen ausgeführt werden können. Die Teilnehmerinnen und Teilnehmer hören zunächst der Musik zu, die auf ihre Wünsche abgestimmt und eingängig sein sollte. Ohne lange Erklärungen wird dann zur Bewegung animiert, bis der Takt gefunden wird und Bewegungsfolgen einstudiert werden können (vgl. Eisenburger 2012). Gegebenenfalls ist auch eine Kombination aus Sitztanz und Tanzbewegungen im Stehen möglich.

Seniorentanz ist ein Angebot, das nicht ohne Vorkenntnisse durchgeführt werden sollte. Idealerweise finden sich Betreuungsassistentinnen oder ehrenamtlich Tätige in der Tagespflege, die sich auf diesen Bereich spezialisieren möchten. Verschiedene Organisationen bieten Ausbildungen zum Seniorentanzleiter und auch Sitztanzleiter an. Auskunft geben regionale Tanzschulen oder der Bundesverband Seniorentanz (www.¬ seniorentanz.de). Die Kurse richten sich sowohl an Personen aller Berufsgruppen der Altenpflege als auch an ehrenamtlich tätige Mitarbeiterinnen. Wichtig sind ein natürliches Gefühl für Rhythmus und Freude an tänzerischer Bewegung.

Gehtraining mit dem Rollator

Für viele Menschen mit einer Altersgebrechlichkeit ist der Rollator ein wichtiges Hilfsmittel, welches Unterstützung beim Gehen in Wohnräumen und in Außenbereichen bietet. Allerdings entstehen beim Gebrauch eines Rollators immer wieder Gefährdungssituationen, hervorgerufen beispielsweise durch:

- eine falsche Höheneinstellung der Handgriffe,
- nicht wirksame Bremsen,
- eine ungenügende Kenntnis der Handhabung.

Zwar erfolgt in der Regel eine gewisse Beratung und Einweisung bei Lieferung eines Rollators durch ein Sanitätshaus. Dies ist jedoch nicht der Fall, wenn Rollatoren in Kaufhäusern, bei Discountern oder im Internet erworben werden. Zudem werden Einzelheiten einer einmaligen Einweisung rasch vergessen und Bedienungsanleitungen sind für ältere Menschen oft schwer zu verstehen.

Auch in der Tagespflege nutzt ein hoher Anteil der Gäste einen Rollator. Nicht selten kommen Gäste mit einem falsch eingestellten Rollator oder zeigen erhebliche Unsicherheiten bei der Benutzung. Eine sinnvolle Maßnahme zur Vermeidung von gefährlichen Situationen oder gar Stürzen ist daher eine Beratung und/oder ein Rollatortraining. Hier sind erfahrene Pflegefachkräfte der Einrichtung durchaus geeignet, eine solche Unterstützung zu leisten. Ggf. kann auch über ein Sanitätshaus oder über die Krankenkassen eine fachkundige Beraterin vermittelt werden. Ferner bieten einige örtliche Rehasportvereine derartige Schulungen an, wie der Spomobil e. V. aus Lippstadt (www.spomobil.de). Dort kann ein Rollatorkurs in vier Trainingseinheiten absolviert werden. Der kostenpflichtige Kurs richtet sich sowohl an Neueinsteiger als auch an erfahrene Nutzer eines Rollators. Nach einem gründlichen Rollator-Check haben die Teilnehmer die Möglichkeit, das Gehen auf unterschiedlichen Untergründen zu üben. Sie lernen das sichere Bremsen, das richtige Hinsetzen und Aufstehen sowie den Umgang mit Stolperfallen. In verschiedenen Regionen bieten ferner Verkehrswachten ein Rollatortraining an, bei dem der sichere Einstieg in Bus und Bahn geübt wird. Diesbezügliche Angebote finden sich im Internet.

Tai-Chi-Training

Auch wenn es sich zunächst exotisch anhört, so handelt es sich bei diesem aus der chinesischen Kampfkunst stammenden Training durchaus um ein geeignetes Bewegungsangebot für Menschen in der Tagespflege. Die langsamen und natürlichen Bewegungen bewirken eine allmähliche Stärkung von Muskeln und Gelenken. Vielerorts gibt es inzwischen Tai-Chi-Angebote speziell für Senioren.

Bei hinreichendem Interesse der Gäste kann durch die Tagespflegeeinrichtung ein Kurs organisiert werden, eventuell auch unter Beteiligung von Angehörigen. Eine passende Trainerin kann über Sportvereine, Kneipp-Vereine, Volkshochschulen oder Fitness-Studios gefunden werden. Geeignete Räumlichkeiten sind in der Regel in der Tagespflege vorhanden. Einige Krankenkassen bezuschussen die Kurse. Indem über das Angebot öffentlichkeitswirksam in der Lokalpresse berichtet wird, kann es einen Beitrag zur Attraktivitätssteigerung der Tagespflegeeinrichtung leisten.

4.3.3 Programme zur Sturzprävention

Bei älteren Personen besteht häufig die berechtige Angst vor einem Sturz. Zwar fehlt es in Deutschland bislang an gesicherten epidemiologischen Daten zu Stürzen älterer und alter Menschen, dennoch kann die Aussage getroffen werden, dass sich mit fortschreitendem Alter das Sturzrisiko erhöht (vgl. DNQP 2013). Etwa ein Drittel der Menschen über 65 Jahren stürzt mindestens einmal pro Jahr; bei den hochaltrigen Menschen

Sturzprophylaxe durch Rollatortraining

Stürze im Alter und ihre Folgen

wird angenommen, dass die Sturzrate bei 40–50 % liegt. Die Folgen eines Sturzes sind vielfältig. Neben den körperlichen sind es oftmals die psychischen Folgen, die gravierend sein können. Der Verlust des Vertrauens in die eigene Mobilität und die Angst vor dem nächsten Sturz führen zu einer Verminderung der körperlichen Aktivität und einer Einschränkung des Bewegungsradius. Damit kommt es zu einem Abbau physischer Funktionen, wodurch das Sturzrisiko weiter ansteigt. So entsteht ein Teufelskreis. Die Lebensqualität erfährt erhebliche Einschränkungen, die Pflege sozialer Kontakte verringert sich bis hin zur sozialen Isolation.

Expertenstandard Sturzprophylaxe

In Einrichtungen der Tagespflege wird das individuelle Sturzrisiko der Gäste auf Grundlage des Expertenstandards »Sturzprophylaxe in der Pflege« (vgl. DNQP 2013) regelmäßig erhoben. Bei Feststellung einer Sturzgefahr erfolgt gemeinsam mit den Gästen und ihren Angehörigen die Planung der Interventionen. Häufig werden verschiedene Maßnahmen der Sturzprävention in einem multifaktoriellen Programm miteinander kombiniert. Dazu gehören u. a. die Beratung, der Einsatz geeigneter Hilfsmittel, die Überprüfung der Medikation sowie spezielle Trainingsprogramme.

Sturzprävention nach dem »Ulmer Modell«

Ein bekanntes und wissenschaftlich evaluiertes Trainingsprogramm ist das *Sturzpräventionsprogramm nach dem Ulmer Modell*. Hierbei handelt es sich um ein Kraft- und Balancetraining für ältere Menschen, welches im Rahmen eines Projektes zur Verminderung von Stürzen und sturzbedingten Verletzungen bei Heimbewohnern entwickelt wurde. Die Trainingseinheiten dauern jeweils ca. 60 Minuten und sollten zweimal wöchentlich durchgeführt werden. Auch für Menschen mit Demenz sind diese Programme geeignet. Wichtig ist die Anpassung an das Leistungsniveau der teilnehmenden Person. Im Heimbereich beteiligen sich mittlerweile mehr als 2.000 Einrichtungen an diesem Programm. Zahlen der AOK Bayern zeigen, dass es gelungen ist, in den 256 Heimen, die 2007 erstmalig mit diesen sturzpräventiven Maßnahmen begonnen haben, die Hüftfrakturen um fast 20 % zu reduzieren (vgl. Becker et al. 2012). Das Kraft- und Balancetraining nach dem Ulmer Modell lässt sich auch in Tagespflegeeinrichtungen durch Therapeuten und Pflegefachpersonen durchführen. Voraussetzung ist eine entsprechende Weiterbildung. Spezielle Kursangebote finden sich bei Sporthochschulen, Sportvereinen und Bildungsinstituten.

Sturzprävention durch »fit für 100«

Ein weiteres Bewegungskonzept, welches sich zur Durchführung in der Tagespflege eignet, ist das Programm »*fit für 100*«. Das an der Deutschen Sporthochschule Köln entwickelte Konzept richtet sich vor allem an hochaltrige sowie an Demenz erkrankte Menschen mit dem Ziel der Erhaltung von Alltagskompetenz. Alltägliche Aufgaben wie Gehen, Bücken, Aufstehen, Hinsetzen oder Strümpfe anziehen sollen erleichtert, Aufmerksamkeit, Gedächtnis und Konzentration gefördert werden. Auch die Sturzprävention spielt eine wichtige Rolle. Das Training besteht vorwiegend aus Kräftigungs- und Koordinationsübungen. Voraussetzungen für die Teilnahme sind Gruppenfähigkeit sowie die Fähigkeit zum sicheren

Stehen. (Es gibt allerdings auch eine gesonderte Alternative für Rollstuhlfahrer.) Ratsam ist es, vor einer Teilnahme eine Unbedenklichkeitsbestätigung des Hausarztes einzuholen. Die Übungen dauern jeweils 45–60 Minuten und sollten zweimal wöchentlich durchgeführt werden.

»Wenn neue Leute zu uns kommen, ist man erstaunt, wie viel Beweglichkeit nach einiger Zeit wieder möglich ist. Das kommt durch das regelmäßige Training.«

»Also man sieht jetzt nicht die Muskeln wachsen. Aber man sieht schon, dass da eine Entwicklung ist, eine Steigerung.«

»Ich glaube, dass ganz viele Gäste zu Hause mehr auf ihre Defizite konzentriert sind. Sie können nicht mehr so gut laufen, das Laufen fällt schwer und es tut weh. In der Tagespflege im Verbund mit den anderen, da versucht dann doch jeder, noch etwas hinzukriegen. Da will man sich keine Blöße geben. Das ist die Gruppendynamik.«

Untersuchungen haben gezeigt, dass durch »*fit für 100*« das Kraftniveau, die Beweglichkeit sowie die koordinativen Fertigkeiten erheblich gesteigert werden konnten. Die festgestellten Veränderungen bezogen sich gleichermaßen auf Menschen mit körperlichen Einschränkungen, auf Personen mit Demenz sowie auf Menschen, die bislang keinen Pflegebedarf hatten (vgl. Nieder & Staub 2009). Interessant für die Tagespflege ist das Programm auch vor dem Hintergrund seiner Ausweitung als gemeinsames Training von Menschen mit Demenz und ihren pflegenden Angehörigen (genannt NADiA, »Neue Aktionsräume für Menschen mit Demenz und ihre Angehörigen«). Von der gemeinsamen Aktivität können Betroffene und Angehörige gleichermaßen profitieren (vgl. Nieder 2011).

Wichtig ist ein ausreichend großer Gruppenraum, in dem ein Doppelstuhlkreis entsprechend der Teilnehmerzahl aufgebaut werden kann. Für jede Teilnehmerin werden zwei Stühle aufgestellt, einer vor der Person und einer hinter der Person. Der vorn stehende Stuhl dient als Halt bei den Beinkraftübungen. Der hintere Stuhl mit zugewandter Sitzfläche dient dem Sicherheitsgefühl, da sich die Teilnehmer bei auftretenden Gleichgewichtsschwankungen sofort hinsetzen können. An Materialien werden für jeden Gast zwei angepasste Handgewichte und zwei variable Gewichtsmanschetten für die Beine benötigt. Für die Erwärmungsphase eignen sich leichte Übungen mit einem aufblasbaren Ball (Overball) oder einem gefüllten Luftballon.

Die durchführenden Mitarbeiterinnen und Mitarbeiter sollten grundsätzlich über Erfahrung im Umgang mit Hochaltrigen und demenzkranken Menschen verfügen. Spezielle Zertifizierungskurse qualifizieren für die Durchführung des Programms »*fit für 100*«. Zielgruppe der Kurse sind Therapieberufe, Pflegeberufe sowie Übungsleiter von Seniorensportgruppen.

4.3.4 Feinmotorische Übungen

Stärkung der Feinmotorik

Mit dem Älterwerden lassen oftmals die feinmotorischen Fähigkeiten nach, d. h. die Beweglichkeit von Händen und Fingern, aber auch die Gesichtsmimik. Feinmotorische Störungen können durch unterschiedliche Erkrankungen ausgelöst werden, wie Schlaganfälle, Arthrose der Fingergelenke oder Erkrankungen der Wirbelsäule. Durch einfache Übungen lässt sich die Feinmotorik stärken:

- *Übungen in einer Schüssel mit warmem Wasser:* Die Hände werden zunächst erwärmt, um die Durchblutung anzuregen. Nun werden Steine von unterschiedlicher Oberfläche und Größe hinzugenommen. Die Steine werden in die Schüssel gelegt, die Hände umschließen die einzelnen Steine. Oberfläche und Größe werden ertastet und beschrieben. Eine andere Möglichkeit ist ein Schwamm, der in die Schüssel gegeben wird, sich vollsaugt und von dem Gast unter Wasser immer wieder ausgedrückt wird. (Achtung: nicht bei Hautveränderungen oder Entzündungen an den Händen durchführen.)
- *Übungen mit einem Redondo® Ball:* Dieser Ball besteht aus einem sehr weichen, geschmeidigen Material und ist in unterschiedlichen Größen erhältlich. Die Einsatzmöglichkeiten des Redondo® Balls sind nahezu unbegrenzt. Er eignet sich besonders gut für das Hand- und Fingertraining. Dazu wird er nur halb aufgepumpt, mit den Fingern gehalten, loslassen und immer wieder zusammengedrückt. Je nach Fähigkeit können die Finger auch einzeln bewegt und »Klavierspielen« auf dem Ball geübt werden (vgl. Kracht & Ellinger 2012). Es gibt Trainingsbücher mit zahlreichen Übungsbeispielen, die unter Anleitung von Pflege- oder Betreuungskräften durchgeführt werden.
- *Übungen mit Therapieknete:* Die Therapieknete ist ein hervorragendes Hilfsmittel, um die motorischen Fähigkeiten von Händen und Fingern zu stärken und zu verbessern. Mit der Knete können die unterschiedlichsten Dinge modelliert werden: so kann eine Kugel geformt und anschließend fest zusammengedrückt werden; unter Einsatz von Daumen und Zeigefinger kann eine Schale geformt werden; die Knete kann zu einer Schlange gerollt und Dellen hinein gedrückt werden. Ähnliche Effekte wie die Therapieknete haben übrigens auch Teigkneten oder das Ausstechen von Plätzchen. Bei Erkrankungen, wie rheumatische Veränderungen an den Fingern und Händen, sollte vor einer Teilnahme an den Übungen ein Therapeut hinzugezogen oder der Hausarzt befragt werden.

Für alle Bewegungsaktivitäten gibt es eine Vielzahl an Fortbildungen für Mitarbeiterinnen und Mitarbeiter der Tagespflege. Empfehlenswert sind Zusatzqualifikationen im Bereich der Motogeragogik. In ihnen werden die wesentlichen Grundlagen der Bewegungsarbeit mit älteren Menschen vermittelt und vielfältige Anregungen für den Arbeitsalltag gegeben.

4.4 Kognitive Aktivierung und Förderung von Orientierung

In Einrichtungen der Altenhilfe haben Maßnahmen der kognitiven Aktivierung eine lange Tradition. Ziel dieser Aktivitäten ist die Verbesserung von Aufmerksamkeit, Konzentration, Merkfähigkeit und Geschwindigkeit der Informationsverarbeitung. Der »Klassiker« unter den Maßnahmen ist das Gedächtnistraining. Allerdings wecken das bloße Merken von Zahlenreihen, Aufzählungen oder die Aneinanderreihung von Worten und Begriffen oftmals kein Interesse (vgl. Oppolzer 2011). Andere gängige Maßnahmen wie das »Sprichwörterraten« im Frage-Antwort-Format können Menschen mit Demenz sogar einem erheblichen Stress aussetzen, wenn sie das Empfinden einer Testsituation haben, der sie nicht gewachsen sind. Ein mitunter gezeigtes amüsiertes Lachen eines Gastes kann nicht unbedingt als Freude am Spiel gewertet werden. Vielmehr ist es möglicherweise ein Ausdruck der Unsicherheit und soll dazu dienen, das Gesicht zu wahren (vgl. DZD 2012; Lindholm & Wray 2011).

> Gedächtnistraining früher und heute

Heutige Angebote der kognitiven Aktivierung sollten sich von den überlieferten Trainings unterscheiden, indem sie Anregungen für Unterhaltung, Interaktion und Meinungsaustausch geben. Kommunikation und soziales Miteinander leisten einen wichtigen Beitrag zur kognitiven Stimulierung und steigern die Lebensqualität. Nachfolgend ein paar Beispiele für solche Maßnahmen (vgl. Klinger 2011):

- *Übung »Berühmte Paare«.* Hierzu werden Herzen mit den Namen der Paare (z. B. Romeo und Julia, Hänsel und Gretel, Kaiser Franz und Sissi) auseinandergeschnitten und durch die Gäste wieder zusammengesetzt. Die Teilnehmer werden dazu angeregt, über die Assoziationen zu sprechen, die bei ihnen ausgelöst werden.
- *»Märchenrätsel«.* Hier werden die Namen von Märchen oder Aussprüche von Märchenfiguren separat auf Karten geschrieben (z. B. »Knusper, knusper, knäuschen, wer knuspert an meinem Häuschen?« oder »Der Wind, der Wind, das himmlische Kind«). Die Gruppe ordnet anschließend die Sprüche dem jeweiligen Märchen zu und kann sich über Kindheitserinnerungen austauschen.
- *»Wortsalat-Übung« mit alten Werbesprüchen* (z. B. »Persil – Da weiß man was man hat«, »AEG – Aus Erfahrung gut«, »Bauknecht weiß, was Frauen wünschen«, »Waschmaschinen leben länger mit Calgon«). Einzelne Wörter oder Wortkombinationen werden auf Karten geschrieben und vermischt auf dem Tisch verteilt. Die Gruppe setzt sie dann wieder zusammen. Die Tagespflegegäste erinnern sich häufig noch sehr gut an diese Sprüche aus den 1950er und 60er Jahren und kommen miteinander ins Gespräch über die Zeit.

In vielen Konzepten von Tagespflegeeinrichtungen ist auch die *»10-Minuten-Aktivierung«* zu finden (vgl. Schmidt-Hackenberg 2010). Die Me-

> 10-Minuten-Aktivierung

69

thode richtet sich an hochaltrige Menschen mit und ohne demenzielle Erkrankung. Die Pflege- oder Betreuungspersonen treten dabei für zehn Minuten in eine kurze intensive Kommunikation mit einzelnen Tagesgästen oder auch mit einer Gruppe von Gästen. Der Zeitraum ist bewusst so kurz angelegt, um die hochaltrigen Menschen in Bezug auf Wahrnehmung, Konzentrations- und Kommunikationsvermögen nicht zu überfordern. Die Möglichkeiten der Kurzaktivierung sind vielfältig. Bekannt geworden sind beispielsweise die mit Alltagsgegenständen befüllte *Erinnerungskisten*, die einem bestimmten Motto zugeordnet sind und durch das Wiedererkennen den Gästen die Möglichkeit des Erinnerns bietet.

Zu bedenken ist, dass die vorhandenen Ressourcen aber auch die Beeinträchtigungen der Gäste vielschichtig sind. Menschen mit einer normalen Gedächtnisleistung benötigen ein anderes Angebot als Menschen mit Demenz. Problematisch ist, dass die Techniken für das Gedächtnistraining oftmals nicht speziell für ältere Menschen entwickelt wurden, dass sie ungenügend auf Alltagsbeschäftigungen übertragen werden können und es bislang keine ausreichende Evidenz für Effekte von kognitiven Trainings gibt (vgl. DGPPN & DGN 2009; Bernhardt et al. 2002). Daher stellt die Planung von kognitiven Aktivitäten eine besondere Herausforderung dar und sollte sich immer an den individuellen Fähigkeiten der Gäste ausrichten. Im Idealfall hat eine Mitarbeiterin der Tagespflege eine Weiterbildung zur Gedächtnistrainerin absolviert. Vielfältige Fort- und Weiterbildungsangebote bietet der Bundesverband Gedächtnistrai-

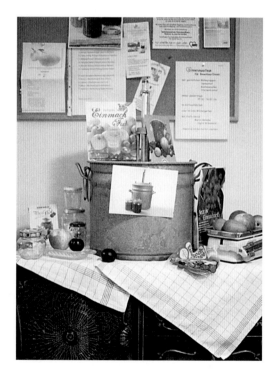

ning e. V. (www.bvgt.de). Ferner finden sich zahlreiche Publikationen mit Hinweisen und Anleitungen zur kognitiven Aktivierung. Einige Bücher enthalten Angebote, die sich ausschließlich auf eine Aktivierung für Menschen mit Demenz beziehen (z. B. Eichenseer & Gräßel 2011), andere widmen sich der Aktivierung von Heimbewohnern (z. B. Jasper 2012) oder beziehen sich auf das Aktivieren von Senioren im Allgemeinen.

Neben den Aktivierungsangeboten sind für Gäste mit kognitiven Einschränkungen auch *Maßnahmen zur Förderung der Orientierung* wichtig. Die Einrichtung ist so zu gestalten, dass Selbstständigkeit und ein eigenständiges »Zurechtfinden« weitestgehend möglich sind. Dabei geht es nicht nur um die räumliche, sondern auch um die zeitliche Orientierung. So kann die Ausgestaltung der Tagespflege mit jahreszeitlichem Blumen, Wand- und Tischschmuck den Gästen eine erste Orientierungshilfe bieten, ebenso ein ausgehängter Kalender mit gut lesbarem Datum und einer alten Bauernregel. Auch die Zubereitung von saisonalen Speisen trägt zum Erinnern und Einordnen bei.

Einige Beispiele zur Orientierung in der Tagespflege:

- Ein großes, gut sichtbares Thermometer am Eingang der Tagespflege hilft die Außentemperatur besser einzuschätzen. Hier kann ein Gespräch zur passenden Kleidung angeregt werden.
- Ein Ganzkörperspiegel hilft dem Gast, sich in seiner ganzen Größe zu erkennen.
- Uhren mit gut lesbarem Zifferblatt und einem Schlagwerk unterteilen den Tag.
- Bilder von Gästen und Mitarbeiterinnen, die täglich umgesteckt werden, dienen der Wiedererkennung und geben ein Gefühl der Vertrautheit.
- Große, gut lesbare Hinweisschilder zeigen den Weg zur Toilette oder zum Garten.

Gestaltungsmaßnahmen zur Förderung der Orientierung

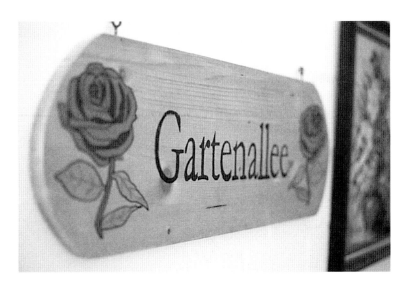

4.5   Alltagsorientiertes Training

ATLs als Ansatzpunkt
für Interventionen

Für die Aufrechterhaltung der selbstständigen Lebensführung in der eigenen Häuslichkeit sind die alltagspraktischen Fähigkeiten eines Menschen von elementarer Bedeutung. Diese werden in der professionellen Pflege mithilfe des Konzepts der Aktivitäten des täglichen Lebens (ATL) erfasst und bilden einen zentralen Ansatzpunkt für pflegerische Interventionen. Die Gäste einer Tagespflegeeinrichtung sind in aller Regel als pflegebedürftig anerkannt und zeigen dementsprechend Einschränkungen in den ATLs. Die jeweiligen Probleme und Ressourcen einer Person werden bei der Aufnahme eines neuen Gastes in Form der Pflegeanamnese erhoben, die im Weiteren als Grundlage für die Pflegeplanung dient.

Ein wichtiges Ziel liegt in der Erhaltung und Förderung alltagspraktischer Kompetenzen und Ressourcen. Zugeschnitten auf die individuelle Person empfiehlt sich die Durchführung gezielter Interventionen, die sich auf verschiedene Alltagsaktivitäten richten. Dabei kann es um die Förderung von funktionalen Fähigkeiten, aber auch um Freizeitaktivitäten oder soziales Verhalten gehen: Kochen, Backen, die Zubereitung des Frühstücks, das Schließen von Knöpfen und Reißverschlüssen, das Anziehen von Strümpfen, die Fähigkeit, sich beschäftigen oder einen Anruf tätigen zu können, etc.

Durch alltagsorientierte Trainings können vorhandene Fähigkeiten erhalten und gefestigt, verlorengegangene Fähigkeiten möglicherweise wiedererlangt werden. Dabei gilt der Grundsatz: »Fordern, aber nicht überfordern«. Ein erster Schritt zur Förderung besteht darin, die Tagespflegegäste soweit wie möglich selbstständig agieren zu lassen. Dort, wo eine Unterstützung notwendig ist, sollte sie selbstverständlich geleistet werden.

»Wir haben mehrere Herren, denen zu Hause die Ehefrau das Brot streicht. Bei uns können die das dann selbst. Das macht die Gruppendynamik. Da will man sich keine Blöße geben.«

»Normalerweise helfen wir den Gästen aus dem Mantel. Neulich habe ich zu einem Gast gesagt: ›Ich muss kurz weg. Hier gebe ich Ihnen den Bügel. Sie können Ihre Jacke ja schon mal aufhängen‹. Das hat gut geklappt und das ist auch Aktivierung.«

Rückgewinnung von
Selbstständigkeit
im Alltag

Für das Training alltagspraktischer Fertigkeiten sind oftmals Hilfsmittel von erheblicher Bedeutung. So kann beispielsweise ein Gast mit einer Hemiplegie mithilfe eines Knopfschließers lernen, ein Oberhemd wieder allein zu schließen. Mit einem speziellen Frühstücksbrett wird es ihm wieder möglich, Brote zu streichen. Stück für Stück wird so Unabhängigkeit zurückerlangt und Lebensqualität erhöht.

Im Bereich der Alltagshilfen gibt es zahlreiche Hilfsprodukte, u. a.:

- Schraubverschlussöffner aus Gummi
- Dosenringöffner und Deckelöffner für Gläser
- Schlüsseldrehhilfen
- Strumpfanziehhilfe
- Reisverschlusshilfe
- Bestecke mit dicken Griffen und ultraleichte Bestecke
- Kehr-Set mit langen Stielen
- Greifzange zum Aufheben von herabgefallenen Gegenständen
- Kartongriff für Getränke im TetraPak®
- etc., etc.

Eine große Rolle spielt auch das Thema Sicherheit für das selbstständige Leben zu Hause. Hier bieten sich weitere Unterstützungsmaßnahmen an: **Bedeutung von Sicherheit**

- Telefontraining für Notfallsituationen;
- Anleitung zur Nutzung unterschiedlicher Elektrogeräte wie Waschmaschine, Kaffeemaschine, Toaster, Herd. Gemeinsam können einfache Anleitungen oder Checklisten zur häuslichen Verwendung erarbeitet werden;
- Beratung im Umgang mit Gefahrensituationen. Dazu könnte gehören, dass Herdplatten oder Wasserkocher mit einem Überhitzungsschutz ausgestattet sein sollten, Kerzen nur auf feuerfestem Untergrund oder in einem Glas angezündet werden oder auf Stolperfallen in der Wohnung (z. B. lose Teppiche) hingewiesen wird.

Die jeweiligen Hilfsmittel sollten zur Ausstattung der Tagespflege gehören, nur dann kann den Gästen durch die Handhabung die notwendige Sicherheit für den häuslichen Bereich vermittelt werden. Eine Vorstellung von Hilfsmitteln und eine Demonstration ihrer Anwendung könnten ferner im Rahmen eines Angehörigenabends geschehen, um die Fortführung zu Hause zu unterstützen.

Für Gäste und Angehörige bietet sich außerdem eine Beratung über technische Unterstützungsmöglichkeiten für den häuslichen Bereich. Hier gibt es mittlerweile umfangreiche Hilfen, wie beispielsweise Schlüsselfinder, elektronische Medikamentenspender, stark vereinfachte Handys zur Erleichterung der Kommunikation, Telefonhörverstärker, Sturzdetektoren, Herdsicherungen, usw. usw. Ein vom Demenz Support Stuttgart (2013) herausgegebener Produktkatalog »Technische Unterstützung bei Demenz – Fokus eigene Häuslichkeit« kann hier wertvolle Tipps geben. Der Katalog steht auf der Homepage zum kostenlosen Download bereit (www.demenz-support.de). **Technische Hilfen**

4.6 Geschlechtsspezifische Aktivitäten

Bedeutung der Geschlechterrolle

Eine Institution wie die Tagespflege muss sich auf die geschlechterspezifischen Bedürfnisse ihrer Gäste einstellen können. Viele der heutigen alten Menschen sind noch stark vom traditionellen Rollenbild geprägt, mit der Zuständigkeit der Frau für Haushalt und Kindererziehung, während der Mann der Ernährer der Familie war. Die jeweilige Geschlechterrolle gehört bis ins hohe Alter zur persönlichen Identität und Würde einer Person, auch bei Pflegebedürftigkeit und demenzieller Erkrankung. Sie zeigt sich nicht nur äußerlich, z. B. an der Art sich zu kleiden, sondern auch in den unterschiedlichen Interessen von Männern und Frauen.

Diese unterschiedlichen Interessen und Bedürfnisse gilt es in der Programmgestaltung der Tagespflege zu berücksichtigen. Zu beobachten ist, dass viele Aktivitäten eher an weiblichen Gästen ausgerichtet sind und damit nicht unbedingt die Interessen von Männern treffen. Basteln, Kochen oder Tischdecken gehörten nicht zu den typischen Aufgaben dieser Männer-Generation, so dass sie sich unter Umständen dabei langweilen. Möglicherweise schreckt das »Bastel-Image« der Tagespflege sogar ab, eine solche Einrichtung in Anspruch zu nehmen. Mehr geschlechtsspezifische Angebote hingegen könnten die Tagespflege für Männer attraktiver machen.

Notwendigkeit von Gender-Kompetenzen

Die bevorzugte Ausrichtung an weiblichen Bedürfnissen liegt sicherlich zum einen darin begründet, dass der Großteil der pflegebedürftigen Menschen und der Großteil der Gäste von Tagespflegeeinrichtungen Frauen sind. Möglicherweise hat es aber auch damit zu tun, dass das Personal in Tagespflegeeinrichtungen ebenfalls vorwiegend aus Frauen besteht. Hier bedarf es einer Schärfung des Bewusstseins für eine geschlechtersensible Altenpflege. Zu beachten ist auch, dass das geschlechterspezifische Rollenerleben einem ständigen Wandel unterliegt und in der nächsten Generation sicherlich ein anderes sein wird. Tagespflegeeinrichtungen müssen sich diesbezüglich daher immer wieder neu ausrichten.

> »Wir haben einen Herrn als Gast, der sehr höflich ist und den Damen manchmal in die Jacke hilft. Er lebt dann in seiner Rolle als Mann richtig auf.«
>
> »Viele Frauen machen sich richtig schick für die Tagespflege. Wenn dann zwölf Leute sagen: ›Sie sehen aber schick aus‹, dann ist das schon toll. Das hätten sie zu Hause nicht. Da ist niemand.«

Neben den *geschlechtergemischten* Angeboten sollten *frauen- und männerspezifische* Aktivitäten in das Programm der Tagespflege eingeplant und nach Möglichkeit auch räumlich getrennt voneinander durchgeführt werden.

Spezielle Aktivitäten für Männer – Beispiele

- Zeitungs- und Diskussionsrunden über aktuelle politische und wirtschaftliche Themen
- Verfolgen von politischen Debatten im Radio oder Fernsehen
- regelmäßiger »Stammtisch« oder »Frühschoppen« an einem festen Tag im Monat
- Kartenspielrunden (Skat, Doppelkopf, etc.)
- Würfelspiele, Knobeln
- Vorlesen des Sportteils in der Lokalzeitung am Montagmorgen
- Diskussion über die Fußballspiele am letzten Wochenende
- Aufzeichnung von Sportereignissen (z.B. Fußballspiele, Autorennen, Olympia) und später gemeinsames Fernsehen
- Besuch von lokalen Sportveranstaltungen oder Trainings.

Aktivitäten für Männer

Beschäftigungsanregungen ergeben sich möglicherweise auch aus dem früheren Beruf des Tagespflegegastes. Nachfolgend einige Beispiele (vgl. Zoutewelle-Morris 2013, S. 128 ff):

- *Elektriker, Installateur (auch Heimwerker):* Geräte zur Verfügung stellen, die auseinander genommen oder repariert werden können; Zurverfügungstellung von Rohren und Werkzeugen; Abisolieren von Ummantelungen von Kupferdrähten; Biegen von Drähten mit der Abisolierzange zu unterschiedlichen Gebilden.
- *Bauarbeiter:* Bearbeitung von Steinen, Holz oder Ton; Steine könnten beispielsweise gestapelt werden.
- *Lehrer:* Bereitstellung von Wandtafel, Schulmaterialien, Büchern, möglicherweise Landkarten.
- *Automechaniker:* Arbeiten mit Materialien und Werkzeugen aus der Autowerkstatt (Zündkerzen, Chromartikel zum Reinigen, Schleifen oder Bürsten).

Je nach Ausstattung und Örtlichkeiten einer Tagespflege können handwerkliche Arbeiten (z.B. Laubsägearbeiten oder Arbeiten an einer Werkbank) oder Gartenarbeiten angeboten werden. Bei notwendigen Reparaturen kann der Rat der männlichen Gäste eingeholt werden, unter Umständen können sie sogar mithelfen oder einfach nur zusehen. Nebeneffekte sind das Gefühl einer sinnhaften Tätigkeit und das Erleben von Anerkennung. Denkbar sind auch Spaziergänge zu Baustellen in der Umgebung.

Spezielle Aktivitäten für Frauen – Beispiele

- Austauschrunden über Koch- und Backrezepte
- Plätzchen backen
- gemeinsames Anschauen von Modezeitschriften
- Gießen und Pflege von Grünpflanzen oder Balkonblumen in der Tagespflege

Aktivitäten für Frauen

75

- Gesprächsrunden über Kindererziehung in früheren Jahren
- Richten einer festlichen Tafel mit der dazu gehörenden Dekoration, Silberbesteck, Silberleuchter.

Auch hier gibt es Beispiele für aus früheren Berufen abgeleitete Tätigkeiten (vgl. Zoutewelle-Morris 2013, S. 128 ff):

- *Sekretärin oder Büroangestellte:* Bereitstellung von Büromaterialien; Anlegen einer Arbeitsmappe mit Unterlagen, die sortiert werden können; Farbmusterkarten; Materialien zum Herstellen von Namensschildern; Grußkarten, die mit einem Band verziert werden.
- *Schneiderin und Näherin:* Befüllung eines Nähkastens mit notwendigen Materialien; Herstellung kleiner Näharbeiten aus Stoffresten (z. B. Kräutersäckchen); Ausbessern von Kleidungsstücken.
- *Gesundheitsberufe:* Überprüfen und Einräumen eines Verbandskastens; Gespräche über Krankheitsbilder und Behandlungsmöglichkeiten.
- *Frisörin:* Frisieren von Puppen oder Perücken; Eindrehen von Lockenwicklern.
- *Lehrerin, Kindergärtnerin:* Einbindung in die Vorbereitung von Gruppenaktivitäten wie Spielgruppen, Erinnerungsgruppen oder Kreativgruppen; Einbindung in Vorleseaktivitäten.

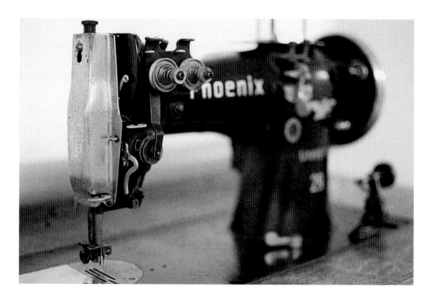

Bei entsprechender Interessenlage und Fähigkeiten der weiblichen Gäste können leichte Handarbeiten wie Stricken oder Häkeln durchgeführt werden. Auch das Stopfen von Strümpfen, welches in der heutigen Zeit eher nicht mehr vorkommt, in der Generation der älteren Frauen jedoch eine häufige Tätigkeit war, ist denkbar. Zugleich können mit derartigen Alltagsaktivitäten feinmotorische Fähigkeiten gefördert werden.

Notwendige Materialien für geschlechterspezifische Aktivitäten dürften in den meisten Tagespflegeeinrichtungen vorhanden sein (Kartenspiele, Zeitungen und Zeitschriften, Radio und Fernsehen, Handarbeitsmaterialien, etc.). Materialien, die sich an den Berufen ausrichten, könnten in Werkstätten nachgefragt werden.

Ideal für die Durchführung geschlechterspezifischer Aktivitäten ist ein gemischtgeschlechtliches Mitarbeiterteam in der Tagespflege. Dort, wo eine Betreuung sowohl durch männliche als auch durch weibliche Pflegekräfte nicht einzurichten geht, könnte eine gezielte Anwerbung von männlichen Freiwilligen versucht werden. Zwar dominiert auch im Bereich der ehrenamtlichen Hilfe der Frauenanteil. Indem jedoch konkrete Aufgaben für einen ehrenamtlichen Mitarbeiter benannt werden (wie beispielsweise die Betreuung der wöchentlichen Skatrunde oder die Begleitung bei handwerklichen Arbeiten), kann unter Umständen Interesse an der Tätigkeit geweckt werden. Versucht werden sollte zudem, junge Männer für ein Praktikum oder ein Freiwilliges Soziales Jahr in einer Tagespflegeeinrichtung zu gewinnen, die sich dann speziell um die männlichen Tagespflegegäste kümmern.

Erhöhung des Männeranteils im Mitarbeiterteam

4.7 Wohlfühlangebote

Während die meisten Angebote der Tagespflege auf die körperliche und kognitive Aktivierung der Gäste ausgerichtet sind, sollen nachfolgend Angebote vorgestellt werden, bei denen nicht der Fördercharakter, sondern einzig das Wohlbefinden im Vordergrund steht. Wohlfühlangebote

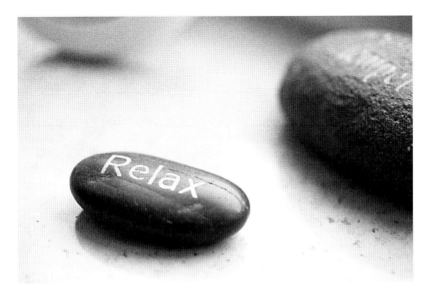

erlauben einen uneingeschränkten Genuss ohne jegliche Leistungsanforderungen oder Leistungserwartungen an die Person. Bekannte Wohlfühllangebote sind das Snoezelen oder die Aromapflege.

Snoezelen

Anregung oder Entspannung durch Snoezelen

Das aus den Niederlanden stammende Konzept wurde ursprünglich zur Freizeitgestaltung von Menschen mit schwersten Behinderungen entwickelt. Mittels einer angenehmen Raumgestaltung mit visuellen, akustischen und olfaktorischen Reizen will Snoezelen entweder die Sinne anregen oder entspannend wirken. Seit Ende der 1990er Jahre wird Snoezelen auch im Altenpflegebereich angewendet, insbesondere bei Menschen mit Demenz. Inzwischen verfügen etliche Heime und zum Teil auch Tagespflegeeinrichtungen über einen sogenannten Snoezelenraum. Es gibt Hinweise darauf, dass Snoezelen positive Auswirkungen auf Verhalten, Orientierung, Wohlbefinden, Stimmung und Kommunikation zeigt. Da Wirkung und Nutzen jedoch nicht klar belegt sind, empfehlen Reuschenbach und Mallau (2005) einen wohldurchdachten Einsatz bei Menschen mit Demenz. Vorlieben müssen berücksichtigt und die Wirkung auf die Betroffenen genau beobachtet werden. Zu vermeiden ist eine Reizüberflutung, beispielsweise durch blinkende und sich bewegende Lichteffekte.

Zum Snoezelen bedarf es nicht zwingend eines speziell eingerichteten Raums. Das Konzept kann in jeder ruhigen Umgebung mithilfe geeigneter Materialien durchgeführt werden. Eine solche angenehme Atmosphäre kann beispielsweise während der Mittagsruhe durch eine Abdunkelung des Raums, leise Musik und durch einige Tropfen eines Aromaöls in eine mit Wasser gefüllte Schale oder einer Duftlampe hergestellt werden.

Aromapflege

Gestaltung einer angenehmen Atmosphäre durch Aromapflege

Die Bezeichnungen Aromapflege und Aromatherapie werden auch im Pflegebereich häufig synonym verwendet. Die Literatur verweist jedoch auf die Notwendigkeit einer Unterscheidung der beiden Begriffe. Als Teil der Phytotherapie ist die Aromatherapie in Deutschland den Ärzten und Heilpraktikern vorbehalten (vgl. Buchmayr et al. 2013, S. 14). Bei der Aromapflege hingegen geht es ausdrücklich nicht um eine therapeutische Zielsetzung, sondern um die Gestaltung einer angenehmen Atmosphäre, um Wohlbefinden und Entspannung. Hierbei kommen ätherische Öle zur Anwendung, denen bestimmte Wirkungen zugeschrieben werden. So sollen beispielsweise Lavendel, Bergamotte oder Zitrone entspannend und ausgleichend wirken, während Eukalyptus, Rose, Rosmarin oder Orange eine aufbauende und anregende Wirkung haben.

Die Aromapflege kann von Mitarbeitenden der Tagespflege durchgeführt werden. Diese sollten allerdings zuvor durch die Teilnahme an Fortbildungen entsprechende Grundkenntnisse erworben haben. Die Anwendung sollte nur auf *intakter* Haut erfolgen, beispielsweise in Form von Waschungen, Streichungen und Einreibungen, als Wickel und Kompressen oder einfach nur zur Hautpflege (ebd.). Über den Geruchssinn können die verschiedene Düfte aufgenommen werden, die sich sowohl an den einzelnen Gast richten können als auch an eine Gruppe. Es ist darauf zu achten, dass es nicht zu einer Überdosierung kommt. Falls bei einem Gast Kopfschmerzen oder Übelkeit auftreten, sollten die Düfte auf keinen Fall zur Anwendung kommen.

Die Anwendung von Aromaölen ist auch für Vollbäder ideal. Da sich ätherische Öle nicht mit Wasser vermischen, muss entweder ein handelsübliches aromatisiertes Badeöl genutzt oder ein vorhandenes Öl mit einem Emulgator z. B. Sahne oder einem Eigelb, vermischt werden. Bei der Dosierung ist Vorsicht geboten; außerdem ist vorher festzustellen, welches Öl von dem Gast für ein Bad bevorzugt wird. Auch Teilbäder, wie Fuß- und Handbäder mit Streichungen an Händen und Füßen, können mit Aromaölen durchgeführt werden.

Sonstige Wohlfühlangebote

Grundsätzlich sind viele weitere Ideen für Wohlfühlangebote denkbar. Der Phantasie sind keine Grenzen gesetzt. Wohlfühlen kann auch bedeuten, einfach nur in der Sonne zu sitzen, die Wärme zu genießen und mit den anderen Gästen plaudern. Weitere Möglichkeiten sind Klangschalenmassage oder Fußreflexzonenmassage. Speziell für die weiblichen Gäste kann ein »Tag der Schönheit« durchgeführt werden, ggf. in Zusammenarbeit mit einem Kosmetikinstitut oder einem Frisör, mit Maßnahmen wie Gesichtsmasken, Gesichtsmassagen und Schminktipps. Für männliche Gästen könnte ebenfalls ein »Tag der besonderen Pflege« organisiert werden, mit Maniküre und Pediküre, Kopf- und Rückenmassage.

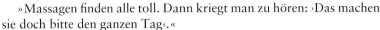

»Neben der Bewegung und Musik gehen bei uns unheimlich gut Handmassagen und Igelball-Massagen.«

»Massagen finden alle toll. Dann kriegt man zu hören: ›Das machen sie doch bitte den ganzen Tag‹.«

»Was gut tut ist die Berührung, weil viele alte Menschen das ja gar nicht mehr haben.«

Darauf hinzuweisen ist, dass einige der Angebote mit Kosten für die Teilnehmer verbunden sein können. Gleichwohl leisten sie einen Beitrag zur Attraktivitätssteigerung der Tagespflege. Für die Durchführung der Maß-

nahmen werden Materialien wie diverse Aromaöle, Duftlampen und Igel-
bälle sowie CD-Player und verschiedene CDs benötigt. Des Weiteren sind
Tücher und Decken, Arm- und Fußbadewannen, eine Wassersäule und
viele andere Dinge von Nutzen.

Bei der Gestaltung von Wohlfühlangeboten können oftmals ehrenamtlich Tätige und Betreuungskräfte eingesetzt werden. Für bestimmte Maßnahmen, wie beispielsweise Fußreflexzonenmassage, Snoezelen oder einer
Aromapflege bedarf es jedoch einer professionellen Begleitung oder einer
entsprechenden Weiterbildung, um Fehler zu vermeiden oder frühzeitig
Überforderungstendenzen bei den Gästen wahrzunehmen. Es gibt diesbezüglich Seminare und Fortbildungen, deren Besuch unbedingt zu empfehlen ist.

4.8 Spirituelle Begleitung

Zur Betreuung von Tagespflegegästen gehört auch die spirituelle Begleitung. Spiritualität ist nicht gleichzusetzen mit Religiosität. Vielmehr handelt es sich um einen weit gefassten Begriff, der angesichts unserer säku-
laren Gesellschaft mit ihrer kulturellen und religiösen Vielfalt geeigneter
erscheint. Bei der Spiritualität geht es um Sinnsuche und Sinnfindung, um
die Bewältigung von Verlusten und nachlassenden Fähigkeiten, um Hoffnung und Kraft zum Leben (vgl. Müller-Hergel 2007). Spirituelle Bedürfnisse zeigen sich bei jedem Menschen, insbesondere in Krankheits- und
Krisensituationen. Dies gilt auch für pflegebedürftige Personen und Menschen mit Demenz.

Spirituelle Bedürfnisse   Viele der heute älteren Menschen sind in einem christlich geprägten
Milieu aufgewachsen. Für sie sind Spiritualität und Religiosität oftmals
eng miteinander verknüpft. Auf der anderen Seite finden sich aber ebenso
skeptische Haltungen zur Religion, die es zu akzeptieren und respektieren
gilt. Keineswegs sollte den Tagespflegegästen entsprechende Aktivitäten
aufgedrängt werden. Vielmehr gilt es sensibel zu sein für die jeweiligen
Bedürfnisse und differenzieren zu können zwischen dem Wunsch nach
Spiritualität und dem Wunsch nach Religiosität. Hilfreich kann eine Beschäftigung mit dem aus Großbritannien stammenden Konzept *Spiritual
Care* (Spirituelle Fürsorge) sein, welches sich an alle im Gesundheitswesen Tätige und somit auch an die professionelle Pflege richtet (vgl. Heller
& Heller 2013).

Spirituelles Assessment   In Tagespflegeeinrichtungen gibt es zahlreiche Ansatzpunkte für die
Erfüllung spiritueller Bedürfnisse. Zunächst ist es notwendig, diese Bedürfnisse überhaupt zu erfassen. Hier können die Biografiearbeit oder ein
sogenanntes spirituelles Assessment als Teil des Aufnahme-Assessments
zur Anwendung kommen (vgl. Boes & Boes 2007, S. 45 f), indem dem
Gast oder ggf. den Angehörigen verschiedene Fragen gestellt werden,

z. B.: Gehören Sie einer bestimmten Religion/Konfession an? Welche Bedeutung hat der Glaube für Sie? Welche Rituale sind für sie wichtig? Sind Sie an seelsorgerischen Angeboten bei uns interessiert und wenn ja, an welchen? Gibt es derzeit existenzielle Themen oder Fragen, die Sie beschäftigen?

Folgende Aktivitäten sind denkbar, um spirituelle und religiöse Bedürfnisse zu erfüllen:

- Gespräche über Lebens- und Glaubensfragen
- Beachtung von Ritualen
- Feiern von Kirchenfesten im Jahr
- gemeinsames Beten und Singen von Kirchenliedern
- Gebet am Mittagstisch
- Vorlesen aus der Bibel, Gespräche über Bibelstellen
- Zusammenarbeit mit Kirchengemeinden, Seelsorgern, Gemeindereferentinnen
- Herstellung von Kontakten zur Religionsgemeinschaft des Gastes
- Fahrdienst zum Friedhof.

Auch der Besuch einer Kirche oder eines Gottesdienstes ist für viele ältere Menschen sehr wichtig. Wenn die Fahrt und Teilnahme an einer liturgischen Feier zu anstrengend ist, können in Zusammenarbeit mit der örtlichen Kirchengemeinde Gottesdienste innerhalb der Tagespflegeeinrichtung organisiert werden. Für Menschen mit Demenz gibt es spezielle Gottesdienste.

Eine Tagespflegeeinrichtung sollte über bestimmte religiöse Gegenstände verfügen, wie beispielsweise Kreuz, Weihwasserbecken, Rosenkranz, Heiligenbilder, Kerzen, Düfte, Gebetbücher, Bibel. Die Möglichkeit zum Rückzug und stillen Gebet bietet die Einrichtung einer ruhigen Ecke mit einem kleinen Tisch mit einem Kreuz, einem frischen Blumenstrauß und einer Kerze.

Die Wahrnehmung und Beachtung spiritueller Bedürfnisse erfordert von den Mitarbeitenden in der Tagespflege ein hohes Maß an Offenheit für diese Dinge und die Bereitschaft zur Auseinandersetzung mit der eigenen Spiritualität. Pflegende müssen über die Fähigkeit verfügen, spirituelle Bedürfnisse wahrzunehmen. Sie benötigen hohe kommunikative Kompetenzen, wie Empathie, Aufmerksamkeit und die Fähigkeit zum Zuhören. Schwierigen Fragen sollten sie nicht aus dem Weg gehen, sondern Gespräche über Krankheit, Leid, Sterben und Tod führen können. Wichtig ist auch das Aushalten von Situationen, die nicht zu ändern sind.

Auseinandersetzung mit der eigenen Spiritualität

Hilfreich ist der Besuch spezieller Seminare zur spirituellen Pflege. So bietet beispielsweise das evangelische Bildungswerk München e. V. eine Qualifizierungsmaßnahme für »Spirituelle Begleiter/in für Menschen mit Demenz« an (vgl. Evangelisches Bildungswerk München e. V. 2014).

4.9 Kulturelle Aktivitäten, Bildungsangebote und soziale Teilhabe

Heutzutage gibt es eine Fülle an Möglichkeiten für ältere Menschen, an kulturellen Aktivitäten und Bildungsangeboten teilzunehmen. Angesichts der Zunahme des Anteils älterer Menschen entwickeln Städte, Gemeinden, Volkshochschulen und Kirchen immer häufiger spezielle Angebote für diese Zielgruppe. Die meisten dieser Angebote richten sich jedoch an Menschen, die noch weitgehend vital und aktiv sind, selbständig Angebote auswählen und aufsuchen können. Die Gäste der Tagespflege sind dazu häufig nicht (mehr) in der Lage. Sie bedürfen der Unterstützung durch Dritte, um Konzerte, Theater, Museen, Vorträge, etc. besuchen und am gesellschaftlichen Leben teilnehmen zu können. Gleichwohl besteht ein Interesse an solchen Aktivitäten und nur die »äußeren Umstände« oder eingeschränkte Mobilität verhindern eine Teilnahme. Diesen Defiziten zu begegnen, hat sich die *Kulturgeragogik* zur Aufgabe gemacht.

Kulturgergogik — Speziell in den Bereichen Kunstgeragogik und Museumsgeragogik sind in den letzten Jahren zahlreiche Initiativen auf den Weg gebracht worden, um die Kulturarbeit mit älteren Menschen zu befördern. Etliche der weiter unten genannten Ideen für kulturelle Aktivitäten mit Tagespflegegästen gehen auf den Ansatz der Kulturgeragogik zurück.

Was können nun Tagespflegeeinrichtungen tun, um den Bedürfnissen ihrer Gäste nach kulturellen Aktivitäten, Bildung und gesellschaftlicher Teilhabe entgegenzukommen? Welche Angebote können möglicherweise in den Alltag der Tagespflege integriert werden? Wie kann es gelingen, externe Veranstaltungen zu besuchen? Können auch Angebote genutzt werden, die außerhalb der regulären Betreuungszeiten stattfinden?

Angebote innerhalb der Tagespflege — *Innerhalb* der Tagespflege kann eine Reihe an kulturellen Angeboten organisiert werden, an denen ggf. auch die Angehörigen beteiligt bzw. eingeladen werden, wie beispielsweise:

- »Kinonachmittage«, bei denen gemeinsam alte Filme angeschaut werden;
- »Konzertnachmittage« mit Melodien zum Schunkeln und Mitsingen; dazu können von den Gästen Schallplatten oder CDs mitgebracht werden oder die Zusammenarbeit mit der örtlichen Musikschule gesucht werden;
- Bücherlesungen, evtl. Einladung von lokalen Autoren;
- Bücherbesprechungen in Form eines Literaturkreises;
- Organisation von Vorträgen, Reiseberichten und Fotoausstellungen;
- Organisation von Modenschauen;
- Ausstellungen, z. B. von Ess- und Kaffeegeschirr aus alten Zeiten mit einem gemeinsamen Kaffeetrinken an einer entsprechend dekorierten Kaffeetafel.

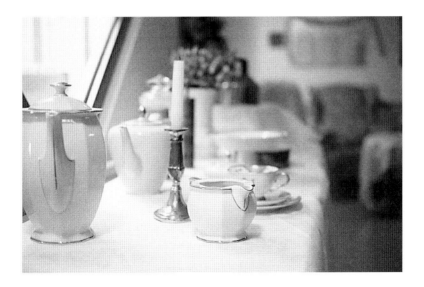

Denkbar wäre es auch, zu diesen Angeboten ältere Menschen aus dem nahen Umfeld der Tagespflege einzuladen. Damit wird zugleich eine Öffnung der Einrichtung nach außen befördert und Hemmschwellen werden abgebaut. Über Ankündigungen in der Tagespresse oder das Auslegen von Informationsflyern in umliegenden Geschäften und Arztpraxen kann auf die jeweilige Veranstaltung aufmerksam gemacht werden.

Teilhabe am gesellschaftlichen Leben bedeutet, auch Angebote *außerhalb* der Tagespflege und – wenn es die personellen Kapazitäten erlauben – außerhalb der üblichen Öffnungszeiten wahrnehmen zu können, wie beispielsweise ein Besuch des Wochenmarkts oder der Kirmes, die Teilnahme an Stadt- und Straßenfesten oder Karnevalsveranstaltungen, ein Kino-, Theater- oder Konzertbesuch.

Teilnahme am gesellschaftlichen Leben

> »Wir haben Gäste, die sehr gerne in die Stadt gehen, auf den Wochenmarkt zum Einkaufen, oder durch die Geschäfte bummeln. Dann geht eine Mitarbeiterin mit, bei größeren Gruppen auch noch Ehrenamtliche.«

In einigen Regionen gibt es inzwischen spezielle Museumsführungen für Menschen mit Demenz. In Nordrhein-Westfalen sind diesbezüglich die Demenz-Servicezentren sehr aktiv. Aber auch andere Initiativen sind zu finden:

- Im Naturkundemuseum des Landschaftsverbandes Westfalen-Lippe (LWL) in Münster gibt es Führungsangebote durch die Ausstellung für Menschen mit Demenz (www.lwl.org oder www.demenz-service-mu¬ enster.de).
- Im Stadtmuseum Münster wurden ein Kolonialwarenladen und ein Café im Stil der 1950er Jahre eingerichtet. Über das historische Ambiente

werden persönliche Erinnerungen lebendig und ein kommunikativer Austausch mit den demenziell Erkrankten wird in Gang gesetzt (www.¬ stadtmuseum-muenster.de oder www.demenz-service-muenster.de).

- Im Diözesanmuseum Paderborn können Führungen für Menschen mit einer Demenzerkrankung gebucht werden. Die Führungen beginnen jeweils mit einer gemeinsamen Kaffeerunde. Anschließend erfolgt der Rundgang durch das Museum zu ausgewählten Objekten, die auch »begreifbar« sind (www.dioezesanmuseum-paderborn.de oder www.¬ demenz-service-nrw.de).
- In der Kunsthalle Bielefeld können sowohl Werke der Ausstellung betrachtet als auch eigene kleine Kunstwerke angefertigt werden (www.¬ kunsthalle-bielefeld.de oder www.demenz-service-owl.de).
- Das Böckstiegel-Haus in Werther bietet sinnliche Erlebnisführungen für Menschen mit Demenz durch das Wohn- und Geburtshaus des Expressionisten Peter August Böckstiegel an (www.boeckstiegel-haus.de).
- Der Verein »RosenResli – Kultur für Menschen mit Demenz« aus Stuttgart möchte Menschen mit Demenz kulturelle Erfahrungen ermöglichen und organisiert Museumsführungen, Konzert- und Varieté-besuche oder Gottesdienste (www.rosen-resli.net).
- In Mönchengladbach hat das Stadtmuseum Schloß Rheydt ein Programm für Besuchergruppen mit Demenzerkrankten initiiert (www.¬ schlossrheydt.de).
- Im Lehmbruck-Museum in Duisburg wurde bereits 2007 ein sonder-pädagogisches Programm für Menschen mit Demenz entwickelt. Derzeit führt das Museum ein Forschungsprojekt mit dem Titel »Entwicklung eines Modells zur gesellschaftlichen Teilhabe von Menschen mit Demenz im Museumsraum« durch (Laufzeit bis 2015) (www.lehm¬ bruckmuseum.de).

Die benannten Angebote stellen nur eine kleine Auswahl dar. In immer mehr Museen gibt es Museumspädagogen, die sich auf die Zielgruppe der älteren und auch demenziell erkrankten Menschen einstellen. Wichtig ist, dass sich das Museum in der Nähe der Tagespflege befindet, über einen barrierefreien Zugang und behindertengerechte Toiletten verfügt und das Angebot nicht zu kostenintensiv ist. Die Führungen sollten nicht länger als eineinhalb bis zwei Stunden dauern. Da derartige Ausflüge betreuungsintensiv sind, sollten neben den Mitarbeiterinnen der Tagespflege mehrere Freiwillige zur Begleitung bereitstehen. Möglicherweise können auch Angehörige mit eingebunden werden.

4.10 Digitale Welten

Mehr und mehr halten Computer, Tablet, Smartphone und Internet Einzug in die Haushalte älterer Menschen. Für viele von ihnen sind die neuen

Technologien bereits unverzichtbar, um Kontakte aufrecht zu erhalten, Bestellungen zu erledigen oder Zugang zu Ratgebern zu erhalten. Zwar zeigt sich bei der Gruppe der über Siebzigjährigen noch eine gewisse Distanz zum Internet, gleichwohl sind kontinuierliche Zuwächse zu verzeichnen: Nutzten in 2007 etwa 13 % der über 70-Jährigen das Internet, so waren es im Jahr 2013 bereits mehr als 30 %, darunter mehr Männer als Frauen (vgl. Initiative D21 e. V. 2013).

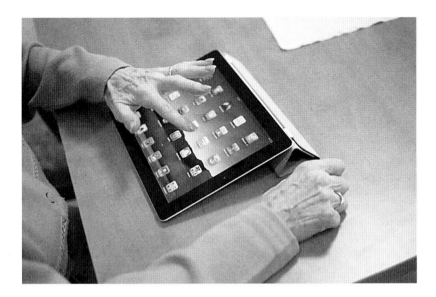

Wenn mehr und mehr alte und hochaltrige Menschen die neuen Medien entdecken, hat dies auch Auswirkungen auf Tagespflegeeinrichtungen. Diese müssen sich zukünftig auf Gäste einstellen, für die eine Nutzung von EDV und Internet selbstverständlich ist. Sie werden den Anspruch an die Tagespflege haben, eine entsprechende technische Ausstattung vorzufinden oder gleich ihren eigenen Tablet-PC oder das Smartphone mitbringen.

Derzeit wird der weitaus größte Teil der Gäste noch keine Erfahrung mit den neuen Technologien haben. Viele von ihnen werden kognitiv nicht in der Lage sein, sich mit diesen Dingen zu beschäftigen. Andere wiederum sind unter Umständen nicht abgeneigt, sich damit vertraut zu machen, haben aber Angst vor einer komplizierten Handhabung oder befürchten, die Informationen nicht schnell genug verarbeiten zu können (vgl. Gehrke 2008). Hier kann die Tagespflege dazu beitragen, den Einstieg in die digitale Welt zu eröffnen und damit gleichzeitig den Alltag in der Tagespflege zu bereichern.

Für die Tagespflege bieten sich zahlreiche Ansatzpunkte zur Beschäftigung mit den neuen Technologien, sowohl im Rahmen von Einzel- als auch Gruppenaktivitäten. Insbesondere für die männlichen Gäste könnte das Angebot zum *Einstieg in das Internet* von Interesse sein, da – wie bereits erwähnt – im höheren Alter mehr Männer als Frauen das Netz nut-

Bedeutung digitaler Techniken für die Tagespflege

Digitale Beschäftigungsangebote

zen. Wichtig ist ein kreativer und auf die jeweiligen Interessen der »Neulinge« abgestimmter Einstieg, der Spaß an der Beschäftigung mit dem Internet weckt. Denkbar ist beispielsweise auch die Durchführung einer »Internetwoche« mit unterschiedlichen Themenschwerpunkten an den jeweiligen Tagen, beispielsweise »Informationen suchen und finden«, »Portale für Senioren«, etc.

Ferner könnten *Handyschulungen* oder die Anleitung zum *Umgang mit dem Smartphone* für einige Gäste nützlich und interessant sein. Zu prüfen ist der Einsatz von *Tablet-Computern* und *Tablet-Spielen* als Beitrag zur geistigen Aktivierung. Denkbar ist auch die Nutzung von *Spielekonsolen,* wie sie bereits in Altenheimen und Rehakliniken durchaus beliebt sind. Die speziellen Konsolen für ältere Menschen sind gegenüber den üblichen Geräten etwas größer und haben auch einen größeren Bildschirm, so dass sie leicht zu bedienen sind. Wie eine Studie der Universitätsklinik Erlangen in mehreren Altenheimen ergeben hat, kann ein Einsatz dieser Technik zur Förderung der geistigen und körperlichen Fähigkeiten älterer Menschen beitragen (vgl. Ulbrecht et al. 2010). Bewegungsspiele, wie beispielsweise das Wii-Bowling, steigern die Fitness, sowohl physisch als auch psychisch. Die aktiven Videospiele machen viel Spaß, wenn die Gäste in Meisterschaften gegeneinander antreten.

Notwendigkeit von
Technikaffinität

Mitarbeiterinnen und Mitarbeiter der Tagespflege sollten für digitale Beschäftigungsangebote unbedingt technikaffin sein. Insbesondere unter den jüngeren Beschäftigten dürfte dies vorausgesetzt werden. Zudem bietet sich hier ein breites Tätigkeitsfeld für ehrenamtlich Tätige, die über entsprechende EDV-Kompetenzen verfügen und diese gern weitergeben möchten. Unterstützung können ggf. auch Senior-Internet-Initiativen leisten, die es beispielsweise in Baden-Württemberg gibt und die es sich zur Aufgabe gemacht haben, älteren Menschen beim Einstieg ins Internet und Fragen rund um den Computer zu helfen (www.senioren-internet-initia¬ tiven.de). Und schließlich können vielleicht sogar Schulen oder Jugendgruppen für eine Unterstützung gewonnen werden.

Nicht vergessen werde sollte die möglicherweise vorhandene Kompetenz mancher Tagespflegegäste. Gäste mit unterschiedlichem Erfahrungshintergrund in der Nutzung digitaler Techniken können sich zusammensetzen, um von- und miteinander zu lernen. Positive Nebeneffekte sind das Gefühl einer sinnhaften Tätigkeit und das Erleben von Anerkennung.

Um die Tagespflegegäste in die digitale Welt einzuführen, bedarf es einer entsprechenden technischen Ausstattung, die in vielen Einrichtungen derzeit noch nicht gegeben ist. Da bei der Anschaffung von Konsolen, Tablets, etc. nicht unerhebliche Kosten entstehen, sind u. U. alternative Möglichkeiten einer Finanzierung, zum Beispiel durch Sponsoring, zu prüfen. Zu empfehlen ist die Broschüre »Wegweiser durch die digitale Welt – Für ältere Bürgerinnen und Bürger« von der Bundesarbeitsgemeinschaft der Senioren-Organisatoren e. V. (vgl. BAGSO e. V. 2012). Sie steht auf der Homepage der BAGSO zum kostenlosen Download bereit und bietet viele praktische Ideen und weiterführende Informationen zum Umgang mit dem Netz. Der Wegweiser kann auch als Hörbuch bestellt werden.

5 Angehörigenarbeit in der Tagespflege

Die Versorgung von pflegebedürftigen Menschen in Deutschland erfolgt noch immer größtenteils durch die Familien. Allen demografischen und gesellschaftlichen Veränderungen zum Trotz zeigt sich die Pflegebereitschaft der Familien bemerkenswert stabil. Dieses Pflegepotential zu erhalten und zu fördern, gehört heute und zukünftig zu den vordringlichen Aufgaben aller professionellen Akteure im Versorgungssystem, die mit pflegenden Angehörigen in Kontakt kommen. Auch die Einrichtungen der Tagespflege sind aufgefordert, ihren Beitrag zu leisten.

Angehörige sind für Einrichtungen der Tagespflege in mehrfacher Hinsicht von elementarer Bedeutung. Sie sind zugleich Zielgruppe, »Kunde« und Partner, außerdem zentraler Ansprechpartner in Bezug auf den Gast. Als Bindeglied zwischen der häuslichen Situation und dem Geschehen in der Tagespflege kann eine für alle Seiten zufriedenstellende Betreuung nur in Zusammenarbeit mit den Angehörigen gelingen. Für Tagespflegeeinrichtungen ist daher eine systematische Angehörigenarbeit unerlässlich, sogar geradezu »überlebenswichtig«, da ohne eine gesicherte häusliche Versorgung des Pflegebedürftigen auch die Betreuung in der Tagespflege gefährdet ist. Aus diesen Gründen wird dem Thema ein eigenes Kapitel gewidmet.

Zunächst soll aufgezeigt werden, welche Herausforderungen mit der häuslichen Pflege verbunden und welchen Belastungen pflegende Angehörige oftmals ausgesetzt sind. Im Mittelpunkt stehen anschließend die professionelle Gestaltung von Angehörigenkontakten sowie die verschiedenen Möglichkeiten der Angehörigenunterstützung durch eine Tagespflegeeinrichtung. Thematisiert wird außerdem die Tätigkeit von pflegenden Angehörigen als Tagespflegefürsprecher.

5.1 Situation von pflegenden Angehörigen

Von den derzeit 2,5 Millionen als pflegebedürftig anerkannten Personen in Deutschland werden mehr als zwei Drittel, nämlich 1,76 Millionen, zu Hause versorgt (vgl. Statistisches Bundesamt 2013). Mehr als eine Millionen unter ihnen werden ausschließlich durch Angehörige oder sonstige Pflegepersonen betreut. 576.000 Personen erhalten Unterstützung durch ambulante Pflegedienste. Aber auch hier ist es in aller Regel die Familie,

Bedeutung der häuslichen Pflege durch Angehörige in Zahlen

die den Großteil der Versorgung leistet. Pflegende Angehörige erbringen somit eine unschätzbare gesellschaftliche Leistung. Fallen sie aus, weil sie den Belastungen des Pflegealltags nicht mehr standhalten könnten, bricht in aller Regel die häusliche Pflegesituation zusammen und eine Überleitung des Pflegebedürftigen in eine stationäre Versorgung wird unausweichlich.

Belastungen von pflegenden Angehörigen

Familien entwickeln im Laufe der Zeit oftmals eine hohe Kompetenz in der Versorgung der pflegebedürftigen Person und bewältigen ihre Situation in bemerkenswerter Weise. Dennoch kann nicht darüber hinweggesehen werden, dass sie vielfältigen Belastungen ausgesetzt sind (vgl. Schneekloth & Wahl 2008; Schaeffer 2001). Hier ist zunächst die *zeitliche Beanspruchung* anzuführen. Die Versorgung eines Pflegebedürftigen ist oftmals ein Full-Time-Job. Viele Angehörige stehen rund um die Uhr zur Verfügung, insbesondere bei kognitiver Beeinträchtigung des Pflegebedürftigen. Äußerst belastend ist es, wenn regelmäßig die Nachtruhe gestört wird und keine Zeit für eine nachhaltige Regeneration zur Verfügung steht. In Folge kann es zu *gesundheitlichen Beeinträchtigungen* wie Rückenschmerzen, Herz- und Magenbeschwerden, Schlafstörungen, Erschöpfung, Gereiztheit oder Unzufriedenheit kommen. *Emotional belastend* sind Veränderungen des Pflegebedürftigen, z. B. das Nachlassen der geistigen Fähigkeiten bei einer demenziellen Erkrankung oder ein unausweichlich sich verschlechternder Krankheitszustand. Ferner besteht die Gefahr *sozialer Isolation* aufgrund fehlender Zeit zur Pflege von Freundschaften und anderen sozialen Kontakten. Nicht zu vergessen sind unter Umständen finanzielle Belastungen durch die Pflege, familiäre Spannungen oder Probleme einer Vereinbarkeit von Pflege und Beruf.

In vielen Fällen ruht die Hauptlast der Pflege auf einer einzigen Person. Die Mehrheit der Hauptpflegepersonen ist bereits 55 Jahre und älter, d. h. die Menschen in der »dritten Lebensphase« betreuen die hochbetagten Pflegebedürftigen der »vierten Lebensphase« (vgl. Schneekloth & Wahl 2008). Gepflegt wird auch innerhalb der eigenen Generation durch den (Ehe-)Partner. Dieser Trend wird sich vermutlich in Zukunft fortsetzen. Von Vorteil ist, dass viele der Hauptpflegepersonen aufgrund des eigenen fortgeschrittenen Lebensalters von beruflichen und familiären Verpflichtungen befreit sind, so dass eine hohe und stabile Pflegebereitschaft besteht. Auf der anderen Seite leiden sie oftmals selbst bereits unter gesundheitlichen Beeinträchtigungen.

Unterstützungsbedarf pflegender Angehöriger

Trotz des erheblichen Belastungspotentials nutzt lediglich eine Minderheit der pflegenden Angehörigen Angebote der Unterstützung. Die Gründe dafür sind vielfältig: Informationsdefizite, Unzufriedenheit mit der Qualität von Unterstützungsleistungen, aber auch das Bedürfnis nach weitgehender Autonomie. Gleichwohl wünschen sich Familien Unterstützung, wie eine große europäische Studie, die EUROFAMCARE-Studie (vgl. Mestheneos & Triantafillou 2005), aufzeigen konnte und zwar in den Bereichen »Entlastung und Erholung«, »Information, Beratung und Training pflegerischer Fertigkeiten« sowie »Aussprachemöglichkeiten« (▶ Abb. 5.1).

In allen drei Bereichen kann die Tagespflege eine zentrale Rolle spielen, am offensichtlichsten im Bereich Entlastung und Erholung. Aber auch im

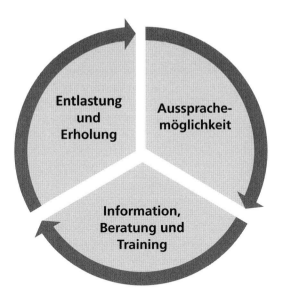

Abb.5.1:
Unterstützungsbedarf von pflegenden Angehörigen (eigene Darstellung, nach Mestheneos & Triantafillou 2005)

Hinblick auf die beiden anderen Aspekte ergeben sich zahlreiche Möglichkeiten der Angehörigenunterstützung.

»Wenn ein 80-Jähriger seine 80-jährige Ehefrau pflegt, da sind dann auch körperliche Grenzen da. Die Angehörigen brauchen dann diese Auszeit durch die Tagespflege, um sich zu erholen, den Haushalt zu erledigen oder Arztbesuche zu absolvieren.«

»Die Situation zu Hause ist durch die Nutzung der Tagespflege insgesamt entspannter. Da der Tag getrennt voneinander verläuft, ist die Freude aufeinander wieder größer und die Angehörigen sind entspannter.«

»Die Angehörigen berichten, dass die Gäste richtig gute Laune haben, wenn sie nach Hause kommen. Insgesamt ist viel mehr Zufriedenheit und Ausgeglichenheit da. Es gibt auch Rückmeldungen, dass die Abende ruhiger verlaufen, dass die Pflegebedürftigen besser schlafen.«

5.2 Angehörigenkontakte in der Tagespflege

Im Verlauf der Betreuung eines Gastes in der Tagespflege kommt es zu zahlreichen Kontakten zwischen den informell und den professionell Pflegenden. Insbesondere die Zufriedenheit der Angehörigen mit den ersten Kontakten zur Tagespflege hat großen Einfluss auf das weitere Geschehen. Daher ist deren professionelle Gestaltung von zentraler Bedeutung.

Erstkontakt In vielen Fällen wird der *Erstkontakt* zur Tagespflegeeinrichtung durch die Angehörigen hergestellt. Eher selten geht der Impuls zur externen Tagesbetreuung von dem zukünftigen Gast selbst aus, vielmehr sind es die Angehörigen, die eine Inanspruchnahme erwägen.

> »Die meisten kommen nicht aus Eigeninitiative, sondern weil die Angehörigen es wünschen.«
> »Die meisten kommen nicht, weil sie kommen möchten. Die werden gebracht.«

Die Situation der Angehörigen ist zum Zeitpunkt der Kontaktaufnahme zur Tagespflege häufig von zwei Merkmalen geprägt:

- *Krisenhafte Zuspitzung der häuslichen Pflegesituation.* Die Anfragenden befinden sich oftmals in einer akuten Notsituation, ausgelöst durch Faktoren, die in der Person des Pflegebedürftigen begründet liegen (z. B. eine zunehmende Verschlechterung im Gesundheitszustand) oder aber auch in der eigenen Person (z. B. eine eigene akute Erkrankung oder eine hohe berufliche Belastung). Viele haben bereits eine jahrelange »Pflegekarriere« hinter sich und sind nun an der Grenze ihrer Belastungsfähigkeit angelangt, so dass ein Zusammenbruch des häuslichen Pflegearrangements droht. Vielleicht wurde auch schon eine vollstationäre Versorgung des Pflegebedürftigen in Erwägung gezogen und eine Betreuung in der Tagespflege erscheint als »letzter Ausweg«. Gleichwohl kostet die Kontaktaufnahme zur Tagespflege die pflegenden Angehörigen oftmals erhebliche Überwindung. Für viele ist es nicht leicht zuzugeben, dass sie Unterstützung bei der Versorgung des Pflegebedürftigen benötigen. Sie plagen Schuldgefühle, es nicht mehr allein zu schaffen und den Pflegebedürftigen in fremde Hände geben zu müssen.
- *Informationsmangel über das Leistungsangebot der Tagespflege.* Die Anfragenden haben in der Regel nur eine vage Vorstellung davon, was sie von der Betreuung in einer Tagespflege erwarten können und wie eine solche Einrichtung organisiert ist. Sie sind in Unkenntnis über die Finanzierung einer Inanspruchnahme und können (noch) nicht einschätzen, ob eine Betreuung tatsächlich einen entlastenden Effekt haben wird. Große Sorge bereitet ihnen zudem, ob der Pflegebedürftige sich in der Einrichtung überhaupt wohlfühlen wird.

Vor diesem Hintergrund sollte im Mittelpunkt des Erstkontaktes die Information und Beratung, aber auch bereits der Versuch einer psychosozialen Entlastung stehen. Wichtig sind eine wertschätzende Haltung, das Signalisieren von Verständnis für die Situation der Angehörigen und die Ermutigung zur eigenen Entlastung.

Erstgespräch Nach einem ersten gegenseitigen Austausch wichtiger Informationen (Schilderung von Krankheitsbild und Hilfebedarf des zukünftigen Gastes durch die Angehörigen, Hinweise zu den Regularien einer Aufnahme durch die Tagespflegemitarbeiterin) wird bei ernsthaftem Interesse an einer Aufnahme ein *persönliches Erstgespräch* vereinbart. Dieses wird zumeist in der Einrichtung geführt, da die potentiellen Interessenten den Wunsch haben, die Örtlichkeiten kennenzulernen. Günstig wäre ein ergänzender Hausbesuch bei dem zukünftigen Gast, um so einen tieferen Einblick in die häusliche Situation und mögliche Probleme gewinnen zu können.

Das Erstgespräch sollte von einer Person aus der Leitungsebene der Tagespflege geführt werden. Nach einer kurzen gegenseitigen Vorstellung der Beteiligten sollten zunächst die Fragen, Vorstellungen und Wünsche des potentiellen Klienten und seiner Angehörigen im Mittelpunkt stehen. Erst danach werden die Tagespflege, das Leistungsangebot und die Aufnahmekriterien vorgestellt. In Ruhe kann eruiert werden, ob die Tagespflege ein geeignetes Betreuungsangebot für die pflegebedürftige Person darstellt. Die wechselseitigen Erwartungen werden abgeklärt, um Enttäuschungen und Ärger bereits im Vorfeld zu vermeiden. Wichtig ist eine von Einfühlungsvermögen und Empathie geprägte Haltung gegenüber den Interessenten. Der pflegebedürftigen Person muss die Sorge vor einer Bevormundung genommen werden; Angehörige müssen ermuntert und motiviert werden, auch eigene Bedürfnisse zuzulassen. Gegenüber den pflegenden Angehörigen sollte angesichts ihrer hohen Leistung in der bisherigen Betreuung des Pflegebedürftigen Achtung und Respekt ausgedrückt werden.

Klärung der wechselseitigen Erwartungen

Die durchführende Mitarbeiterin muss über eine hohe Beratungskompetenz sowie umfängliche Kenntnisse der Modalitäten des Leistungsgeschehens in der Tagespflege verfügen. Insbesondere die Frage der Kosten wird bei nahezu jedem Informationsgespräch von Relevanz sein und stellt hohe Anforderungen an die Kompetenz zur verständlichen Informationsvermittlung. Für das Erstgespräch sollten geeignete Informationsmaterialien mitgenommen bzw. bereitgehalten werden, die den Interessenten ausgehändigt werden, so dass die wichtigsten Dinge später noch einmal in Ruhe nachgelesen werden können.

Stimmen die Angehörigen und der Pflegebedürftige einer Betreuung in der Tagespflege zu, erfolgt die Regelung der Aufnahmeformalitäten. Hierbei sollte den Angehörigen – insbesondere wenn diese selbst im höheren Lebensalter sind – eine entsprechende Hilfestellung und Unterstützung angeboten werden, da der bürokratische Aufwand mitunter abschreckend wirkt (▶ Kap. 1.3). Im Gegenzug sind die Tagespflegemitarbeiterinnen oftmals auf die Unterstützung durch die Angehörigen angewiesen, wenn es um die Erstellung der Pflegeanamnese geht. Insbesondere bei Vorliegen einer kognitiven Einschränkung des neuen Gastes ist eine Einbeziehung der Angehörigen unverzichtbar. Sie verfügen über wertvolles Wissen in Bezug auf die Fähigkeiten und Ressourcen des Pflegebedürftigen, seine Biografie, die individuellen Vorlieben und Gewohnheiten sowie mögliche Pflegeprobleme. Auf Grundlage der Informationssammlung kann anschließend die Pflegeplanung erstellt werden, auch hier selbstverständlich unter Einbeziehung des Pflegebedürftigen und seiner Angehörigen.

Angehörigenkontakte während der Eingewöhnungsphase

In vielen Tagespflegeeinrichtungen kann ein Interessent zunächst einen oder mehrere Probetage wahrnehmen. So kann festgestellt werden, ob das Angebot für alle Beteiligten passend ist und ob eine Eingliederung des Gastes in die Gruppe möglich ist. Während der *Eingewöhnungsphase* sollte ein enger Kontakt zu den Angehörigen gehalten werden, beispielsweise durch regelmäßige Telefonate, persönliche Gespräche oder schriftliche Mitteilungen, die dem Gast mitgegeben werden. Die Einrichtungsleitung bzw. die zuständige Bezugspflegeperson geht dazu aktiv auf die Angehörigen zu und gibt ihnen in kurzen Abständen Informationen zum Verlauf des Tages, zur Akzeptanz von Beschäftigungsangeboten und insbesondere zu ihren Eindrücken bezüglich des Wohlbefindens des Gastes. Diese Informationen helfen den Angehörigen bei der Umstellung auf eine Situation, die auch für sie neu und ungewohnt ist.

Eingewöhnungsgespräch

Nach einer gewissen Zeit, etwa nach vier bis sechs Wochen, sollte ein *Eingewöhnungsgespräch* stattfinden. Darin wird jeweils aus Sicht des Gastes, der Angehörigen und der Bezugspflegeperson beurteilt, wie zufrieden der Gast in der Tagespflege ist, ob er sich gut integrieren konnte und ob eine zufriedenstellende Hilfestellung zur Eingliederung gegeben wurde. Ferner wird reflektiert, wie die Angebote der sozialen und pflegerischen Betreuung vom Gast aufgenommen und beurteilt worden sind. Das Gespräch wird dokumentiert und – falls erforderlich – die Pflegeplanung angeglichen.

Im weiteren Verlauf kommt es immer wieder zu regelmäßigen Angehörigenkontakten. Oftmals dienen sie dem gegenseitigen Informationsaustausch über das Befinden des Tagespflegegastes. In vielen Fällen geht es auch um einen Beratungsbedarf der pflegenden Angehörigen, den es zu beantworten gilt.

5.3 Maßnahmen der Angehörigenunterstützung

Beantwortung spontaner Beratungswünsche

Für Tagespflegeeinrichtungen bieten sich vielfältige Maßnahmen der Angehörigenunterstützung an. Ein Schwerpunkt liegt im Bereich der *Beratung*. Hier ist zu unterscheiden zwischen *geplanten* und *situativen*, d.h. spontanen Beratungsgesprächen (vgl. Hummel-Gaatz & Doll 2007). Letztere sind in der Tagespflege durchaus häufig. Sie entwickeln sich quasi nebenbei, wenn beispielsweise die Gäste durch ihre Angehörigen gebracht und abgeholt werden. Diese wenden sich dann oftmals unmittelbar mit ihren Sorgen und Problemen an das Pflegepersonal. Da gerade in solchen Momenten ein hoher Betreuungsbedarf der Gäste besteht, fehlt jedoch in aller Regel die Zeit für ein längeres Gespräch.

»Und wir haben Angehörige, die dann die Gäste bringen, da weiß ich ganz genau, wenn ich die morgens treffe, dann brauche ich erst mal mindestens eine Viertelstunde.«

»Manchmal stehen sie einfach da und erwarten, dass man Zeit hat.«

Wichtig ist in solchen Fällen, den Wunsch nach Beratung aufzunehmen und die Angehörigen mit ihren Sorgen nicht allein zu lassen. Selbst kurze Beratungsgespräche können als hilfreich empfunden werden (vgl. Büker 2009). Falls jedoch deutlich wird, dass ein intensiveres Gespräch notwendig ist, darf den Angehörigen ruhig signalisiert werden, dass der Zeitpunkt momentan ungünstig ist. Zugleich sollte ein Angebot für einen geplanten Gesprächstermin erfolgen, bei dem man sich der ratsuchenden Person in Ruhe widmen kann. Sowohl die Angehörigen als auch die Pflegeperson haben dadurch die Möglichkeit, sich auf das Gespräch vorzubereiten.

Beratungsgespräche planen

»Für die Angehörigen ist es ganz wichtig, in der Tagespflege Ansprechpersonen zu haben, mal über das Leid und die Ängste und alles reden zu können.«

»Bei uns laufen viele Einzelgespräche. Das kann so sein, dass Kaffee getrunken wird und sie sich dann einfach mal so alles von der Seele reden können.«

Nicht nur von den Angehörigen, sondern auch von den Tagespflegemitarbeitenden sollte das gemeinsame Gespräch gesucht werden, beispielsweise bei Veränderungen des Gesundheitszustands des Gastes mit Auswirkungen auf die häusliche Pflege- und Betreuungssituation. Die Angehörigen können dann in Bezug auf notwendige Anpassungsmaßnahmen beraten werden. Andere häufig vorkommende Themen sind Maßnahmen der Sturzprophylaxe, Kontinenztraining oder die Beratung zur Ernährung des Pflegebedürftigen. Damit wird gleichzeitig den Anforderungen der Expertenstandards entsprochen, die allesamt eine Beratungskomponente enthalten. Nicht vergessen werden sollte die Dokumentation der Beratungsgespräche.

Gegenseitige Information

»Man sieht ja manchmal Verschlechterungen und dann ist es unsere Aufgabe, das Gespräch mit den Angehörigen zu suchen, vielleicht auch Vorschläge zu machen, was kann man jetzt in die Wege leiten, damit sich die Situation wieder für alle entspannt.«

»Die Tagespflege wird im Laufe der Jahre eine wichtige Instanz für die Angehörigen. Wir werden gefragt: Wie ist Ihre Meinung, was sollen wir jetzt noch tun?«

Komplexe Beratungsgespräche

Mitunter werden Tagespflegemitarbeiterinnen von pflegenden Angehörigen um Rat gefragt, wenn es um die Entscheidung geht, die häusliche Versorgung fortzuführen oder doch den Übertritt des Pflegebedürftigen in ein Pflegeheim zu forcieren. Solche komplexen Beratungsgespräche stellen hohe Anforderungen an die kommunikative Kompetenz. Mitarbeiterinnen und Mitarbeiter müssen entsprechend geschult sein, um einem solchen Beratungsbedarf adäquat zu begegnen. Es sollte ihnen bewusst sein, dass letztlich der Ratsuchende selbst einen Weg finden muss, mit seinem Problem umzugehen. Wichtig ist es jedoch, mit ihm in den Dialog zu treten und ihn ein Stück weit auf seinem Weg zu begleiten (vgl. Büker 2009).

Angehörigensprechstunden

Um dem Beratungsbedarf aktiv zu begegnen und den Angehörigen zu signalisieren, dass ihre Bedürfnisse ernst genommen werden, empfiehlt sich die Einrichtung von *Angehörigensprechstunden*, ggf. auch in Form von Telefonsprechstunden. Für berufstätige Angehörige sind Abendsprechstunden günstig. Die Termine sollten den Angehörigen regelmäßig mitgeteilt werden. Unabhängig davon ist auf einen akuten Beratungsbedarf außerhalb dieser festen Zeiten selbstverständlich zu reagieren.

Beteiligung an Pflegevisiten und Fallbesprechungen

Denkbar ist ferner eine *Beteiligung der Angehörigen an Pflegevisiten oder Fallbesprechungen*. Dies dient gleich mehreren Zwecken. Zum einen erhöht sich dadurch die Transparenz des Versorgungsgeschehens gegenüber den Angehörigen. Zum anderen können Angehörige wichtige Informationen zum Verständnis von (möglicherweise unerklärlichen) Reaktionen eines Tagespflegegastes liefern. Wichtig ist eine solche Beteiligung auch, wenn es um Pflegeinterventionen geht, die zu Hause weitergeführt werden sollten, wie beispielsweise Kontinenztraining oder Mobilisierung des Pflegebedürftigen.

Schulung, Anleitung, Training

Viele Angehörige sind zu Hause mit pflegepraktischen Anforderungen konfrontiert, wie beispielsweise Medikamentenvergabe, Insulinspritzen, Anziehen von Kompressionsstrümpfen oder den Umgang mit einem suprapubischen Dauerkatheter. Auch hier könnte die Tagespflege unterstützend tätig werden mit *Schulungen, Anleitungen und Trainings*, um die Entwicklung von Handlungskompetenzen oder technisch-instrumentellen Fertigkeiten zu fördern. Ebenso könnte die Durchführung von *Pflegekursen* als Gruppenangebot erwogen werden. Hier bietet sich eine Konzentration auf spezielle Themen an, die eine Mehrzahl der Angehörigen interessieren, wie beispielsweise ein Kurs zum Schwerpunktthema Demenz. Leider besteht für die Tagespflege bislang nicht die Möglichkeit einer Abrechnung solcher Leistungen mit den Kostenträgern. Falls jedoch die Einrichtung einem größeren Träger angeschlossen ist, der auch einen ambulanten Pflegedienst betreibt, könnten diese Leistungen in Zusammenarbeit mit dem ambulanten Dienst angeboten werden. Für diesen besteht die Möglichkeit der Abrechnung über den § 45 SGB XI (Durchführung von Pflegekursen und Einzelschulungen).

Information und psychosoziale Unterstützung

Eine weitere Maßnahme der Angehörigenunterstützung ist die Durchführung von *Informationsveranstaltungen* für pflegende Angehörige. Auch hier gibt es eine breite Palette an Themen, wie beispielsweise die Information über Entlastungsmöglichkeiten, finanzielle Hilfen, Maßnahmen der Wohnraumanpassung oder Urlaubsangebote für Menschen mit Demenz und ihren Angehörigen. In eine ähnliche Richtung gehen regelmäßige *Angehörigentreffen* zu bestimmten, von den Angehörigen gewünschten Themen. Diese werden durch die Mitarbeiterinnen der Tagespflege vorbereitet, ggf. unter Einbeziehung externer Fachreferenten. Neben dem gestalteten Teil des Treffens ist für den gegenseitigen Austausch der Angehörigen Zeit einzuplanen. Psychosoziale Entlastung kann ferner ein *Gesprächskreis für pflegende Angehörige* bieten, der von der Tagespflege organisiert wird. Dabei erleben Angehörige, dass sie mit ihren Sorgen und Problemen nicht allein sind. Auch hierbei ist eine professionelle Leitung zu empfehlen, um zu vermeiden, dass die Treffen sich zu »Klageabenden« entwickeln, die die Teilnehmer eher belasten als sie zu unterstützen.

> »Das letzte Mal war wirklich so, dass sich alle wieder mal so richtig aussprechen konnten. Mit Tränen und dann wieder Freude und dann auch so gegenseitig unterstützen.«
> »Der beste Ratgeber sind Menschen, die in derselben Situation sind. Da können wir ja noch so viel Fachwissen haben.«

Zu empfehlen ist schließlich auch die *Angehörigenintegration* in das Geschehen in der Tagespflege, u. a. durch die Einladung zur Teilnahme an jahreszeitlichen Festen, Grillnachmittagen oder Ausflügen mit den Gästen. Durch die Gestaltung von *Wohlfühlnachmittagen* für pflegende Angehörige in Form eines gemütlichen Beisammenseins bei Kaffee und Kuchen kann die Tagespflege ihre Wertschätzung gegenüber den Angehörigen ausdrücken. Eine besondere Serviceleistung ist die Durchführung von *Hausbesuchen* durch Mitarbeitende der Tagespflege, beispielsweise zur Beratung hinsichtlich einer pflegegerechten Wohnraumgestaltung oder anlässlich der Unterstützung beim Besuch des Medizinischen Dienstes zur Pflegeeinstufung (ggf. in Kooperation mit dem betreuenden ambulanten Pflegedienst).

Integration in das Geschehen in der Tagespflege

5.4 Angehörige als Tagespflegefürsprecher

In vielen Tagespflegeeinrichtung gibt es einen sogenannten »Tagespflegefürsprecher« (auch »Klientenfürsprecher« oder »Heimfürsprecher« genannt). In den Bundesländern, in denen die Tagespflegen dem Heimgesetz unterliegen, ist dies sogar gesetzlich gefordert. Aber auch Einrichtungen, die nicht dem Heimgesetz unterliegen, sollten eine solche Interessenvertretung der Tagesgäste einrichten, nicht zuletzt, weil im Rahmen der Qualitätsprüfungen des MDK nach einem Heimbeirat oder Heimfürsprecher gefragt wird. (Wie bereits in Kapitel 3.3 angemerkt, erfolgen die Prüfungen derzeit noch auf der Basis der Prüfrichtlinien für *stationäre* Pflegeeinrichtungen.)

Vermittlerrolle eines Tagespflege-fürsprechers

Tagespflegefürsprecher fungieren als Vermittler zwischen der Einrichtung und den Tagespflegegästen, die aus Krankheitsgründen oftmals ihre Interessen nicht mehr hinreichend selbst vertreten können.

Eine Klientenfürsprecherin beschreibt ihre Aufgaben wie folgt (Bockisch 2008, S. 5):

»Klientenfürsprecher tragen Wünsche und Bedürfnisse an die Einrichtungsleitung heran. Sie leiten Beschwerden weiter und helfen bei der Klärung. Sie nehmen Anregungen seitens der Tagesgäste oder der Angehörigen entgegen und kümmern sich darum. Sie helfen, Rechte der Tagesgäste zu wahren und gegebenenfalls durchzusetzen. Sie unterstützen die Tagesgäste beim Anträge stellen, um etwa eine Verbesserung der bestehenden Leistungen zu erreichen. Sie führen Vermittlungsgespräche zwischen Einrichtungsleitung und Angehörigen oder dem Tagesgast und geben Anregungen zur Alltags-, Freizeitgestaltung und Ausflügen.

Klientenfürsprecher planen Veranstaltungen und sprechen mit bei Änderungen der Heimentgelte. Sie sind beteiligt bei Prüfungen der Heimaufsicht, bei der Erstellung oder Änderung von Verträgen oder der Heimordnung, Unfallverhütung, baulichen Veränderungen, Instandsetzungsarbeiten und Förderung der Betreuungsqualität. Sie nehmen teil an Angehörigengruppen.«

Wahl eines Tagespflegefürsprechers

Der ehrenamtlich tätige Tagespflegefürsprecher wird regulär gewählt, ausgerichtet an dem Verfahren für die Wahl zum Heimbeirat bzw. Heimfürsprecher (BMFSFJ 2008). Gewählt werden können Personen aus den Reihen der Gäste, deren Angehörigen oder deren Vertrauenspersonen. Jeder Gast kann einen Vorschlag machen. Zur Vorbereitung einer Wahl werden die Gäste und Angehörigen gebeten, Wahlvorschläge einzureichen. Anschließend wird eine Liste der Kandidaten angelegt. Die Wahl kann im Rahmen einer Veranstaltung für Angehörige und Gäste stattfinden, bei der sich die Kandidaten vorstellen können. In einer »Wahlurne« werden die Stimmen abgegeben oder per Handzeichen direkt abgestimmt.

Die Stimmen werden ausgezählt und der Tagespflegefürsprecher wird benannt. Gewählt wird in der Regel für zwei Jahre. Neuwahlen in der Zwischenzeit können anfallen, wenn der Tagespflegefürsprecher sein Amt niederlegen möchte oder wenn der Gast die Tagespflege nicht mehr in Anspruch nimmt. Über ein Rundschreiben und über einen Aushang in der Tagespflege wird die Entscheidung veröffentlicht.

5.5 Informationsmaterialien für die Angehörigenarbeit

Bücher, Broschüren und andere Informationsmaterialien können die persönliche Beratung der pflegenden Angehörigen unterstützen und ergänzen.

Inzwischen gibt es eine Vielzahl an Veröffentlichungen durch verschiedene Organisationen oder Ministerien. Nachfolgend sollen beispielhaft einige Materialien vorgestellt werden. Einige davon sind kostenpflichtig, andere stehen zum kostenlosen Download auf den Homepages der Herausgeber bereit.

Publikationen des Bundesministeriums für Gesundheit
- »Ratgeber zur Pflege – Alles was Sie zur Pflege wissen müssen« (2013)
- »Pflegen zu Hause – Ratgeber für die häusliche Pflege« (2013)
- »Ratgeber für die häusliche Betreuung demenziell erkrankter Menschen« (2013)

Schriftliche Bestellung: Publikationsversand der Bundesregierung, Postfach 481009, 18132 Rostock; E-Mail: publikationen@bundesregie¬rung.de

Broschüre der Bundesarbeitsgemeinschaft der Senioren-Organisationen e. V. (BAGSO)
- »Entlastung für die Seele – Ein Ratgeber für pflegende Angehörige« (2013)

Zum Download auf der Homepage der BAGSO: www.bagso.de

Publikationen der Deutschen Alzheimer Gesellschaft
- »Miteinander aktiv, Alltagsgestaltung und Beschäftigung für Menschen mit Demenz« (2012)
- »Das Wichtigste über die Alzheimer-Krankheit und andere Demenzformen. Ein kompakter Ratgeber« (2010)

Zu bestellen unter: https://shop.deutsche-alzheimer.de/broschueren

Publikationen der Bundesinteressenvertretung der Nutzerinnen und Nutzer von Wohn- und Betreuungsangeboten im Alter und bei Behinderung (BIVA) e. V.
- »Dekubitusprophylaxe in der Pflege. Expertenstandards leicht verständlich«. Eine verbraucherfreundliche Darstellung des vom Deutschen Netzwerk für Qualitätsentwicklung in der Pflege entwickelten und verabschiedeten Standards (2011)
- »Sturzprophylaxe in der Pflege. Expertenstandards leicht verständlich.« Eine verbraucherfreundliche Darstellung des vom Deutschen Netzwerk für Qualitätsentwicklung in der Pflege entwickelten und verabschiedeten Standards (2013)

Zum Download auf der Homepage der BIVA: www.biva.de

Zu empfehlen ist die Entwicklung eines Konzeptes der Angehörigenunterstützung. Ein solches Konzept kann zu einem wichtigen Marketinginstrument werden. Mit kreativen und innovativen Ideen können Einrichtungen als Vorbild und Best-Practice-Beispiel für Angehörigenorientierung in der Tagespflege dienen. Den pflegenden Angehörigen wird

Konzept zur Angehörigenunterstützung

signalisiert, dass man nicht nur für den Gast, sondern auch für ihre Sorgen und Nöte ein offenes Ohr hat. Sie erfahren Wertschätzung und werden ermutigt, eigene Bedürfnisse wahrzunehmen und zu äußern. Von hohem Wert für die Tagespflege dürfte die entsprechende Mundpropaganda sein.

6   Perspektiven der Tagespflege

Abschließend bleibt noch die Frage nach der zukünftigen Bedeutung der Tagespflege zu klären. Kann sie einen Beitrag zur Lösung der drängenden Versorgungsprobleme leisten und wenn ja, welchen? Wie kann eine Tagespflegeeinrichtung ihr Profil schärfen und nach außen hin sichtbarer werden? Und wie lässt sich die Attraktivität der Tagespflege steigern, so dass sie sich von einem derzeit randständigen Angebot hin zu einer tragenden Säule der ambulanten Pflegeinfrastruktur entwickeln kann? Zweifelsohne wohnt der Tagespflege ein entsprechendes Potential inne, welches von den verschiedenen Beteiligten jedoch noch nicht hinreichend erkannt ist.

Hervorgehoben werden soll in diesem letzten Kapitel die Rolle der professionellen Pflege. Mit ihren vielfältigen Möglichkeiten zur Aktivierung und Förderung von Lebensqualität von älteren Menschen kann sie einen wesentlichen Beitrag zum Erfolg der Tagespflege leisten. Für die Pflege selbst, die oftmals auf die Durchführung von »Grund- und Behandlungspflege« reduziert wird, ergibt sich mit dem Arbeitsfeld der Tagespflege die Chance, ihre hohe und umfängliche Fachkompetenz unter Beweis zu stellen.

6.1   Herausforderungen der Zukunft

Die Frage nach der zukünftigen Bedeutung der Tagespflege in Deutschland kann nicht ohne Betrachtung der demografischen und gesellschaftlichen Entwicklung diskutiert werden. Berechnungen des Statistischen Bundesamtes (2010) zufolge könnte die Anzahl der Pflegebedürftigen von derzeit 2,5 Millionen bis zum Jahr 2030 auf 3,4 Millionen Menschen ansteigen (▶ Abb. 6.1).

Parallel zu dieser Entwicklung verringert sich das familiale Pflegepotential. Die Verringerung der Kinderzahl, die zunehmende Frauenerwerbstätigkeit sowie berufsbedingte Mobilitätsanforderungen erschweren es den Familien, sich um ihre älteren, hilfe- und pflegebedürftigen Mitglieder zu kümmern. Umso erstaunlicher ist es, dass immer noch die Familie einen Großteil der Versorgung leistet.

Demografische und gesellschaftliche Entwicklung

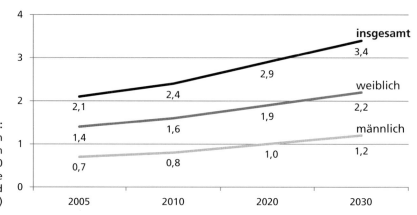

Abb. 6.1:
Pflegebedürftige in
Deutschland von
2005 bis 2030
(vgl. Statistische
Ämter des Bundes und
der Länder 2010, S. 28)

**Wunsch nach Verbleib
in der Häuslichkeit**

Um in Zukunft eine angemessene Versorgung der steigenden Anzahl an Pflegebedürftigen sicherzustellen, bedarf es erheblicher Anstrengungen von Seiten der Politik und Gesellschaft. Dabei kann es sowohl aus finanziellen Gründen als auch vor dem Hintergrund des bereits heute bestehenden Fachkräftemangels nicht vorrangig um einen Ausbau der Heimplätze gehen; eine Heimversorgung entspricht zudem nicht dem Wunsch der meisten Pflegebedürftigen und ihren Angehörigen. Vorrangiges Ziel sollte es vielmehr sein, den Verbleib in der häuslichen Umgebung so lange wie möglich aufrechtzuerhalten. Dies kann jedoch nur gelingen, wenn insbesondere die Familien gestützt und gestärkt werden. So gilt es beispielsweise eine bessere Vereinbarkeit von Pflege und Beruf zu ermöglichen, um Erwerbstätige in die Lage zu versetzen, ihre älteren Familienangehörigen zu pflegen. Pflegebedürftige und ihre Angehörigen müssen informiert, geschult und beraten werden, um Autonomie und eigenverantwortlichen Umgang mit Krankheit und Pflegebedürftigkeit zu fördern. Und nicht zuletzt bedarf es der Ermutigung von Familien, regelmäßige Erholungsphasen einzulegen und Angebote der Entlastung wahrzunehmen.

**Bedeutung der
Vermeidung von
Pflegebedürftigkeit**

Insbesondere bedarf es zukünftig erheblicher Anstrengungen, um Pflegebedürftigkeit zu vermeiden oder hinauszuzögern. Bei bereits bestehender Pflegebedürftigkeit ist auf einen möglichst langen Verbleib in den unteren Pflegestufen hinzuwirken. Dies bedeutet, dass Maßnahmen der Gesundheitsförderung, Prävention und Rehabilitation für ältere Menschen weitaus stärker als bisher in allen Bereichen der Versorgung in den Blick genommen werden müssen.

**Bedarf an neuen
Versorgungs-
konzepten**

Um all dies gewährleisten zu können, bedarf es entsprechender Versorgungskonzepte, wobei es nicht nur um einen quantitativen Ausbau bereits bestehender Leistungsangebote gehen kann. Vielmehr müssen vorhandene Konzepte weiterentwickelt und neue, innovative Ideen auf den Weg gebracht werden. Viel stärker als bisher ist über vernetzte Versorgungsmodelle nachzudenken sowie über Möglichkeiten einer gelingenden Kombination aus familiärer Hilfe, professioneller Unterstützung und Freiwilligen-Engagement.

Als *eine* Antwort auf den gesellschaftlichen und demografischen Wandel könnte die Tagespflege zukünftig eine bedeutende Rolle spielen, und zwar weitaus stärker als bisher. Ihr Potential zur Entlastung von Familien und zur Förderung der Selbstständigkeit von pflegebedürftigen Menschen findet bislang viel zu wenig Beachtung. Insbesondere in den Bereichen Gesundheitsförderung, Prävention und Rehabilitation älterer Menschen liegen große Chancen für die Tagespflege, sich zu einem zentralen Ort für diesbezügliche Aktivitäten zu entwickeln. Auch die Aufgabe der Unterstützung und Kompetenzförderung pflegender Angehöriger könnte stärker als bisher in der Tagespflege Verankerung finden.

Um tatsächlich eine derart prominente Rolle im Versorgungssystem einnehmen zu können, bedarf es vielfältiger Anstrengungen sowohl von Seiten der Tagespflegeeinrichtungen selbst als auch von Seiten der Gesellschaft und Politik sowie sonstiger relevanter Akteure im Gesundheitssystem einschließlich der Kostenträger. Auch die Wissenschaft ist gefragt, die Wirkungen der Tagespflege verstärkt zu erforschen, um durch empirische Belege eine Basis für politische Entscheidungen zu schaffen. Doch werfen wir zunächst einen Blick darauf, mit welchen Maßnahmen die Einrichtungen selbst zu einem Wandel der bislang marginalen Rolle der Tagespflege beitragen können.

Potentielle Bedeutung der Tagespflege

6.2 Handlungsempfehlungen für Tagespflegeeinrichtungen

Die Leistungen der Tagespflege müssen sowohl in Gesellschaft und Politik als auch bei den Akteuren des Gesundheitswesens sichtbarer werden. Ferner muss Tagespflege stärker an ihrem Profil arbeiten und das in ihr steckende Potential herausstellen, beispielsweise durch eine Fokussierung auf Gesundheitsförderung, Prävention und Rehabilitation. Nachfolgend werden verschiedene Handlungsempfehlungen formuliert und zur Diskussion gestellt. Sie richten sich in erster Linie an die dort tätigen Berufsgruppen – insbesondere die Pflege –, an verantwortliche Leitungspersonen sowie Träger von Tagespflegeeinrichtungen.

Schärfung des eigenen Profils

6.2.1 Vernetzung in die Region

Tagespflegeeinrichtungen verfügen über zahlreiche Schnittstellen nach außen, z. B. zu Hausärzten, ambulanten Diensten, Kranken- und Pflegekassen oder Beratungsstellen. Trotzdem wissen die professionellen Akteure im Gesundheitswesen nur wenig über das Leistungsspektrum und die vielfältigen Möglichkeiten der Tagespflege. Beratungsstellen können mitunter keine hinreichende Beratung von Pflegebedürftigen und ihren

Angehörigen leisten, wenn es um die Auslotung von Alternativen zum Pflegeheim geht (▶ Kap. 1).

Vernetzungsstrategien

Um diesem Informationsdefizit zu begegnen, sollten sich Tagespflegeeinrichtungen mit der übrigen Pflegeinfrastruktur im regionalen Versorgungssystem (Gesundheitsdienstleister, komplementäre Dienste, ambulant betreute Wohngemeinschaften, Beratungsstellen, Selbsthilfeeinrichtungen, etc.) eng vernetzen und ihren speziellen Beitrag zur Sicherstellung der Versorgung von pflegebedürftigen Menschen offensiv herausstellen. Wichtig ist insbesondere die Vernetzung mit Kurzzeitpflegeeinrichtungen, Krankenhäusern und Rehaeinrichtungen, geriatrischen Kliniken und Tageskliniken. Hier empfiehlt sich ein aktives Zugehen auf das Entlassungsmanagement, um das Unterstützungspotential der Tagespflege bei der Wiedereingliederung von Patienten in die Häuslichkeit aufzuzeigen. Günstig sind ferner eine starke Gemeindeorientierung der Tagespflegeeinrichtung und eine Vernetzung mit den örtlichen Kommunen, um die Akzeptanz und Verankerung der Tagespflege im öffentlichen Leben zu fördern. Zu den Maßnahmen der Vernetzung gehören auch Gremienarbeit in kommunalen Ausschüssen und Arbeitskreisen (z. B. in der regionalen Pflegekonferenz).

Tagespflege als Ort für Case Management

Grundsätzlich bietet sich die Tagespflege als ein idealer Ort für ein Case Management an. Oftmals weisen Gäste komplexe gesundheitliche und soziale Problemlagen auf. In vielen Fällen sind mehrere professionelle Akteure in die Versorgung involviert, arbeiten jedoch eher nebeneinander her. Hier könnte die Tagespflege die Aufgaben der Koordination, Kooperation, Vernetzung und Versorgungssteuerung übernehmen und damit einen weiteren Beitrag zum Verbleib des Gastes in der häuslichen Umgebung leisten.

Zusammenschluss der Tagespflegeeinrichtungen

In Regionen, in denen es noch keinen Zusammenschluss der Tagespflegeeinrichtungen gibt, empfiehlt sich die Gründung eines solchen Netzwerkes als gemeinsame Interessensvertretung. Jenseits von Konkurrenzdenken kann gezielte Lobbyarbeit geleistet werden, um so die Position der Tagespflege zu stärken. Vernetzungsarbeit kann dazu beitragen, dass Tagespflegeeinrichtungen nicht länger als isolierte Hilfeform, sondern zunehmend als ein wichtiger Baustein im Versorgungsmix wahrgenommen werden.

6.2.2 Schwerpunkt Gesundheitsförderung, Prävention und Rehabilitation

Tagespflege als »Ort der Gesundheit«

Erst allmählich setzt sich in Deutschland die Erkenntnis durch, dass Maßnahmen der Gesundheitsförderung, Prävention und Rehabilitation in jedem Alter sinnvoll sind. Auch bei alten und hochaltrigen Menschen bringen sie positive Effekte mit sich (Lang 2014; Horn et al. 2010). Tagespflegeeinrichtungen sind ein idealer Ort, um gezielte Interventionen in diesen Bereichen durchzuführen. Zwar werden in vielen Einrichtungen bereits derartige Aktivitäten angeboten, das diesbezügliche Potential ist jedoch bei Weitem noch nicht ausgeschöpft.

So bietet sich die Tagespflege für die Durchführung von Maßnahmen der Gesundheitsförderung in den Bereichen Ernährung, Bewegung, Entspannung, soziale Teilhabe, etc. an. Durch die Implementierung von speziellen Trainingsprogrammen und gezielte körperliche Aktivierung kann der Gesundheitszustand von Tagespflegegästen positiv beeinflusst werden. Denkbar ist es auch, Übungseinheiten für Gäste mit bestimmten Erkrankungsbildern anzubieten, wie beispielsweise Parkinson oder Apoplexie. Damit lassen sich möglicherweise sogar neue Nutzergruppen gewinnen, die genau aus diesem Grund die Tagespflegeeinrichtung aufzusuchen.

Dort, wo in der Tagespflege Therapeuten in die gesundheitliche Versorgung eines Gastes eingebunden sind, sollten regelmäßig gemeinsame Absprachen über Therapieziele und durchzuführende Interventionen erfolgen, um ein isoliertes Vorgehen der einzelnen Berufsgruppen zu vermeiden. Alle Beteiligten sollten sich als Mitglieder eines interdisziplinären Teams verstehen, welches zum Wohle des Gastes zusammenwirkt.

Eine Schwerpunktsetzung im Bereich Gesundheitsförderung, Prävention und Rehabilitation kann zum »Markenzeichen« einer Einrichtung werden, die Entwicklung eines eigenen Profils befördern und wesentlich zur Attraktivitätssteigerung einer Einrichtung beitragen. Die Betonung dieses Potentials kann dazu beitragen, dass die Tagespflege ein neues Image erhält. Mit der Aussicht auf eine Steigerung der körperlichen Leistungsfähigkeit könnte ein Besuch für ältere Menschen attraktiver und sinnerfüllter werden. Möglicherweise gelingt es damit auf Dauer, eine frühere Inanspruchnahme der Tagespflege zu erreichen, wenn Erkrankungen und Pflegebedarf noch nicht so weit fortgeschritten sind, wie es bei den heutigen Nutzern oftmals der Fall ist. Tagespflegeeinrichtungen sollten durchaus dafür werben, dass ihr Angebot nicht erst in Anspruch genommen werden kann, wenn psychische oder andere gesundheitliche Störungen schon sehr ausgeprägt vorhanden sind.

Imageförderung der Tagespflege

6.2.3 Gestaltung von attraktiven Beschäftigungsangeboten

Die Attraktivität einer Tagespflege wird wesentlich beeinflusst von dem angebotenen Beschäftigungsprogramm. Diesem Aspekt wird künftig eine noch stärkere Bedeutung zukommen, wenn die von einer individualisierten Gesellschaft geprägte Babyboomer-Generation in die Tagespflege kommt. Die Ansprüche an die Gestaltung und den Sinngehalt von Beschäftigungsangeboten werden steigen; die Gäste werden maßgeschneiderte Programme erwarten, die ihren Interessen und Fähigkeiten entsprechen. Das Konzept muss also so gestaltet sein, dass es auch die nachwachsende Generation der alten Menschen anspricht und der Besuch der Tagespflege als Gewinn erlebt wird. Die Tagespflege muss das Knüpfen neuer Kontakte, die Teilnahme am gesellschaftlichen Leben, aber auch den zeitweisen Rückzug ermöglichen. Ruhe und Gemütlichkeit dürfen nicht zu kurz kommen, es darf aber auch nicht langweilig werden.

Tagespflege als »Bildungs- und Lernort« für ältere Menschen

Unter den zukünftigen Gästen werden zunehmend Menschen sein, die bildungsgewohnt sind und Interesse an Bildungsangeboten haben (vgl. Bubholz-Lutz et al. 2010, S. 209). Auch auf diese Bedürfnisse gilt es sich einzustellen. Hier kann die bereits mehrfach erwähnte Geragogik eine wertvolle Hilfestellung leisten. Einrichtungen der Tagespflege können sich zu einem zentralen *Bildungs- und Lernort* für ältere Menschen weiterentwickeln, indem sich die dort Tätigen diesen Entwicklungen gegenüber aufgeschlossen zeigen.

Denkbar sind weitere Ausdifferenzierungen des Beschäftigungsangebotes in der Tagespflege. So könnten beispielsweise in Großstädten Angebote für ältere Migrantinnen und Migranten geschaffen werden. Solche spezialisierten Maßnahmen haben den Vorteil, dass sie sich intensiv auf die jeweilige Zielgruppe einstellen können.

6.2.4 Marketing und Öffentlichkeitsarbeit

Der Internetauftritt, das Vorhalten von Informationsbroschüren und Flyern sowie die Beschriftung der Fahrzeuge des Transportdienstes gehören heute zu den selbstverständlichen Werbemaßnahmen von Tagespflegeeinrichtungen. Für die öffentliche Wahrnehmung einer Einrichtung ist auch die regelmäßige Präsenz in der Lokalpresse von Bedeutung, die sich durch eine gute Zusammenarbeit mit den Zeitungsredaktionen erreichen lässt. Kleine Artikel über durchgeführte Aktivitäten (wie Trainingsprogramme oder Ausflüge mit den Tagespflegegästen) vermitteln ein positives Image nach außen, sorgen für einen guten Ruf und erhöhen die »Sichtbarkeit« einer Tagespflegeeinrichtung in der regionalen Versorgungslandschaft.

Kontaktpflege zu den »Zuweisern«

Eine weitere Marketingstrategie ist die Kontaktpflege zu lokalen Akteuren im Gesundheitswesen, da diesen eine wichtige Funktion als potentielle »Zuweiser« zukommt. Ärzte, Therapeuten, ambulante Pflegedienste, Krankenhaussozialdienste, Beratungsstellen oder Selbsthilfegruppen sollten persönlich aufgesucht oder ggf. in die Tagespflege eingeladen werden, um sich direkt vor Ort ein Bild von dem Angebot machen zu können.

Direkte Ansprache von Angehörigen

Die wichtigsten »Türöffner« zum potentiellen Klienten sind die Angehörigen. Um sie zu erreichen, bietet sich die Durchführung von öffentlichen Informationsveranstaltungen (beispielsweise Vorträge über das Leistungsspektrum der Pflegeversicherung oder über Möglichkeiten der Wohnraumanpassung) in den Räumlichkeiten der Tagespflege an. Auch die Teilnahme an regionalen Gesundheitstagen, die Vorstellung der Einrichtung bei Angehörigengruppen oder Treffen der Kirchengemeinde sind geeignete Maßnahmen, um Angehörige und potentielle Gäste selbst anzusprechen. Hemmschwellen und Scheu gegenüber der Inanspruchnahme einer Tagespflege können durch unverbindliche Kennlernangebote (»Tag der offenen Tür«) abgebaut werden. Eine Öffnung nach außen kann auch durch die Einladung von älteren Menschen aus der näheren Umgebung oder dem Stadtteil zur Teilnahme an Aktivitäten in der Tagespflege geschehen. Solche Aktionen sollten selbstverständlich von entsprechender Pressearbeit begleitet werden.

6.2.5 Flexibilisierung der Öffnungszeiten

Zu prüfen ist, inwieweit die Öffnungszeiten einer Tagespflegeeinrichtung flexibler an die Bedürfnisse der Gäste und ihrer Angehörigen angepasst werden können. Starre Öffnungszeiten sind für erwerbstätige pflegende Angehörige ungünstig, wenn sie eine Vereinbarkeit von Pflege und Beruf erschweren. Möglicherweise sind sie sogar ein Grund dafür, dass die Inanspruchnahme der Tagespflege gar nicht erst erwogen wird.

Vorstellbar wäre eine modulare Gestaltung der Öffnungszeiten (vgl. Grandt & Grösche 2013), bestehend aus einem *Grundmodul* (Kernöffnungszeiten der Tagespflege mit Durchführung von Beschäftigungsangeboten, z. B. 8.30 Uhr bis 16.30 Uhr), einem *Frühmodul* (ab 7.00 Uhr) und einem *Spätmodul* (bis 19.00 Uhr oder länger). Innerhalb dieses Rahmens können Angehörige und Gäste wählen, welche Zeiten sie in Anspruch nehmen möchten. Für die Zusatzmodule ist ein höherer Pflegesatz zu vereinbaren. Auch in Bezug auf den Fahrdienst sind gesonderte Konditionen erforderlich, wenn Gäste einzeln transportiert werden müssen.

Modulare Gestaltung der Öffnungszeiten

Eine frühere Öffnung am Morgen und eine Ausdehnung der Betreuung in die Abendstunden hinein könnten zur Attraktivitätssteigerung der Einrichtung beitragen, ebenso wie stundenweise individuelle Besuchszeiten. Zu prüfen ist ferner, ob ein Bedarf zur Öffnung am Wochenende besteht, der wirtschaftlich tragbar und personell möglich ist. Insbesondere für allein lebende Tagespflegegäste könnte eine Wochenendbetreuung interessant sein.

6.2.6 Kontinuierliche Verbesserung durch Qualitätsmanagement

In allen Einrichtungen des Gesundheitswesens spielt Qualitätsmanagement eine immer bedeutendere Rolle, so auch in der Tagespflege. Die Notwendigkeit einer Beschäftigung mit diesem Thema ergibt sich zum einen aus den Anforderungen des Gesetzgebers (▶ Kap. 3), zum anderen aufgrund von Konkurrenz- und Kostendruck sowie steigenden Kundenerwartungen.

Tagespflegeeinrichtungen müssen ebenso wie ambulante Pflegedienste und Pflegeheime auf die Durchführung von Qualitätsprüfungen durch den MDK vorbereitet sein. Die Beschäftigung mit den entsprechenden Prüfrichtlinien ist daher unabdingbar. Inwieweit eine Beteiligung an externen Qualitätsverfahren angestrebt wird (beispielsweise an der Einführung eines QM-Systems nach DIN ISO 9.000 ff mit anschließender

Zertifizierung), bleibt jeder Einrichtung bzw. dem Einrichtungsträger selbst überlassen.

Maßnahmen der Qualitätssicherung

Um auf Dauer am Markt bestehen zu können, ist eine Orientierung an den Wünschen der »Kunden« unerlässlich. Ihre Zufriedenheit sollte in Form der Durchführung von Gästebefragungen sowie Befragungen der Angehörigen regelmäßig erhoben werden. Aus den Ergebnissen gilt es, Verbesserungsmaßnahmen zu erarbeiten. Auch die Implementierung eines funktionierenden Beschwerdemanagements gehört zum Qualitätsmanagement. Durch eine entsprechende Schulung der Mitarbeiter kann diesen vermittelt werden, dass Beschwerden keine Katastrophe sind, sondern die Chance zur Korrektur und zukünftigen Fehlervermeidung bieten.

Ein weiteres Instrument der Qualitätssicherung ist die Entwicklung von Standards. Für alle Schlüsselprozesse in der Tagespflege gilt es, Standards zu entwickeln, wie beispielsweise für die Aufnahme eines neuen Klienten, die Einarbeitung neuer Mitarbeiter, für den Fahrdienst oder für die Angehörigenarbeit. Bereits vorhandene Standards, wie die Nationalen Expertenstandards, sind an die Tagespflege anzupassen.

6.2.7 Förderung des Einsatzes von Freiwilligen

Bereits mehrfach war in den vorangegangenen Kapiteln von der Bedeutung des Freiwilligenengagements die Rede. Sowohl in der Tagespflege als auch in anderen pflegerischen Einsatzgebieten wird ehrenamtliche Tätigkeit in Zukunft immer wichtiger. Tagespflegeeinrichtungen bieten vielfältige, interessante und abwechslungsreiche Einsatzmöglichkeiten für bürgerschaftliches Engagement, insbesondere im Bereich der Beschäftigungsaktivitäten. Ehrenamtliche Helfer bringen Lebenserfahrung und jeweils eigene Kompetenzen mit, die für alle Seiten gewinnbringend eingesetzt werden können.

Aufbau einer Ehrenamtskultur

Um dieses Potential nutzen zu können, empfiehlt sich für Tagespflegeeinrichtungen der Aufbau einer »Ehrenamtskultur« (vgl. Dettbarn-Reggentin 2004). An einem freiwilligen Engagement Interessierte müssen gezielt angesprochen werden, am besten mittels unverbindlicher Informationsveranstaltungen in den Räumlichkeiten der Tagespflege. Dabei sollten bereits konkrete Tätigkeiten benannt werden, die übernommen werden können, wie beispielsweise die Übernahme einer Vorleserunde einmal wöchentlich, Singen und Musizieren oder die Durchführung handwerklicher Arbeiten mit den männlichen Tagespflegegästen. Wichtig ist, dass die genannten Aufgaben nicht abschreckend wirken und leistbar erscheinen.

Die gewonnenen Freiwilligen müssen durch entsprechende Bildungsmaßnahmen auf ihren Einsatz vorbereitet und durch die professionellen Kräfte begleitet werden, insbesondere wenn es sich um die Betreuung von Gästen mit einer demenziellen Erkrankung handelt. Sie bedürfen der regelmäßigen Anerkennung und der Einbindung in das Team, um sich dazugehörig zu fühlen. Auf diese Weise bleibt die Freude am Engagement erhalten und alle Beteiligten (Gäste, professionelle Helfer und die Ehrenamtlichen selbst) profitieren von dem Einsatz. Unbedingt zu vermeiden ist eine Überforderung von Ehrenamtlichen durch die Übertragung von Aufgaben, die eigentlich durch geschultes Personal durchgeführt werden müssten.

6.2.8 Steigerung der Präsenz in der Fachdiskussion

Die weitgehende »Unsichtbarkeit« der Tagespflege reicht bis in die Fachdiskussion. Nur selten finden sich beispielsweise Artikel über Belange der Tagespflege in pflegerischen Fachzeitschriften; dies gilt gleichermaßen für Praxismagazine als auch für wissenschaftliche Journale. Auf Kongressen und Fachtagungen fehlen Vorträge oder Workshops zu tagespflegespezifischen Themen. Angesichts von schätzungsweise 2.000 Tagespflegeeinrichtungen in Deutschland kann hier von einer erheblichen Lücke in der Fachdiskussion gesprochen werden.

Nur die Beteiligten selbst können hier eine Änderung erwirken, indem sie mehr Präsenz zeigen und ggf. ein eigenes »Sprachrohr« gründen, analog der US-amerikanischen National Adult Day Services Association (▶ Kap. 1). Zu den Aufgaben eines solchen Verbandes könnte – wie in den USA – die Außenvertretung der Tagespflegeeinrichtungen, die Entwicklung von spezifischen Standards, die Organisation von Tagungen und Fortbildungen usw. gehören.

6.3 Handlungsbedarf für Politik und Gesellschaft

Zweifelsohne hängt es nicht nur von den Tagespflegeeinrichtungen selbst ab, welche Rolle sie zukünftig im Versorgungssystem spielen werden. Erheblichen Einfluss haben auch andere relevante Akteure im Gesundheitssystem. Insbesondere die Politik ist gefragt, der Tagespflege und ihrem Potential zur Gesundheitsförderung, Prävention und Rehabilitation älterer Menschen mehr Aufmerksamkeit zu schenken. So könnten beispielsweise von der *Schaffung eines Präventionsgesetzes* auch die Gäste von Tagespflegeeinrichtungen profitieren. Erforderlich ist ferner die Schaffung einer gesetzlichen Regelung zur *Sicherung der Finanzierung bei vorübergehender Abwesenheit* der Gäste (z. B. aufgrund akuter Erkrankung, Krankenhausaufenthalt, Urlaub), ähnlich der Regelung, die es für den vollstationären Bereich gibt. Dort ist seit 2008 gesetzlich festgelegt, für welchen Zeitraum und in welcher Höhe der Pflegesatz für die Freihaltung eines Pflegeplatzes weiter zu entrichten ist. Für den teilstationären Bereich

Politische Maßnahmen

107

gibt es eine entsprechende einheitliche Regelung bislang nicht, so dass immer ein gewisses wirtschaftliches Risiko bleibt.

Die Politik ist auch gefragt, die *Entwicklung und Implementierung neuer Versorgungskonzepte* voranzutreiben. Insbesondere die Schaffung vernetzter Versorgungsstrukturen wird immer wieder als sinnvolle Maßnahme zur Bewältigung zukünftiger Herausforderungen angeführt (SVR 2007). Innerhalb solcher vernetzter Strukturen könnte auch die Tagespflege eine wichtige Rolle spielen. Anzumahnen ist in diesem Zusammenhang ein stärkeres Kooperationsinteresse bei den verschiedenen Akteuren im Gesundheitswesen. So ist beispielsweise auch auf kommunaler Ebene auf eine stärkere Zusammenarbeit und Vernetzung mit Tagespflegeeinrichtungen hinzuarbeiten, um pflegebedürftigen älteren Menschen einen langfristigen Verbleib im angestammten Quartier zu ermöglichen.

Eine wichtige Aufgabe der Politik ist die *Förderung von Forschungsaktivitäten* durch Finanzierung spezifischer Forschungsprogramme, um so dringend benötigtes evidenzbasiertes Wissen über die Wirkung der Tagespflege zu generieren. Schließlich sollte auch über eine neue und moderne Begrifflichkeit dieses teilstationären Angebots nachgedacht werden, um die eingangs angesprochenen Assoziationen zur Kinderpflege zu vermeiden (▶ Kap. 1.3).

Auftrag an Kostenträger

Auch Kostenträger, wie Kranken- und Pflegekassen, sollten sich stärker für die Tagespflege und ihr gesundheitsförderliches Potential interessieren. Die Finanzierung gezielter *Präventionsprogramme für die teilstationäre Pflege* könnte möglicherweise zu Einsparungen in anderen Bereichen führen, wenn es dadurch zu einem längeren Verbleib in der Häuslichkeit und zur Vermeidung bzw. Hinauszögerung einer vollstationären Versorgung kommt. Eine weitere Forderung, die gleichermaßen an Kostenträger und Politik zu stellen ist, besteht in einer *Vereinfachung des komplizierten Berechnungsverfahrens* zur Finanzierung der Inanspruchnahme von Tagespflege. Die bisherige Praxis wirkt eher abschreckend auf potentielle Interessenten und ist selbst für professionelle Akteure schwer zu durchschauen.

Betriebliche Tagespflege

Anzudenken ist auch die Einrichtung *betrieblicher Tagespflegeeinrichtungen* durch große Arbeitgeber, um so zu einer besseren Vereinbarkeit von Pflege und Beruf beizutragen. Immer mehr Mitarbeiterinnen und Mitarbeiter kümmern sich um pflegebedürftige Familienmitglieder. Einige Großbetriebe bieten inzwischen Sprechstunden zur Pflegeberatung an. Die Angliederung einer Tagespflege an den Arbeitsplatz könnte eine weitere Maßnahme zur Förderung der Vereinbarkeit von Pflege und Beruf darstellen.

Handlungsbedarf besteht auch auf gesamtgesellschaftlicher Ebene. Stärker als bislang sollten sich ältere Menschen und ihre Familien frühzeitig damit auseinandersetzen, wie im Falle von Hilfe- und Pflegebedürftigkeit ein unabhängiges Leben in der häuslichen Umgebung sichergestellt werden kann und welche Möglichkeiten der Versorgung es gibt.

6.4 Forschungsbedarf

Wie bereits im zweiten Kapitel deutlich geworden ist, besteht sowohl national als auch international ein erhebliches Forschungsdefizit im Bereich der Tagespflege. Insbesondere in Deutschland ist das wissenschaftliche Interesse an der Tagespflege vergleichsweise gering. Aber auch international lässt sich durchaus noch weiterer Forschungsbedarf feststellen.

Die meisten bislang vorliegenden Erkenntnisse beziehen sich auf die Bedeutung der Tagespflege für pflegende Angehörige, konzentrieren sich jedoch eher einseitig auf Angehörige von Menschen mit Demenz. Weitgehend vernachlässigt werden Pflegepersonen von nicht-kognitiv beeinträchtigten Tagespflegenutzern mit somatischen Erkrankungen, wie beispielsweise Apoplex oder Parkinson.

Ebenfalls von der Forschung noch nicht hinreichend beachtet sind die Tagespflegegäste selbst. Dringend erforderlich sind Erkenntnisse über die Sichtweise der Nutzerinnen und Nutzer selbst. Hier bedarf es qualitativer Untersuchungen, um mehr über das subjektive Erleben, die Wünsche und Bedürfnisse sowie die Erwartungen an die Tagespflege zu erfahren. Verstärkter Forschungsbedarf besteht auch zur gemeinsamen Betreuung von demenziell erkrankten und nicht demenziell erkrankten Gästen. Von unbedingtem Interesse wären außerdem Interventionsstudien, die die Wirkungen gezielter Rehabilitationsprogramme untersuchen. Wichtig erscheint in dem Zusammenhang die Durchführung von Longitudinalstudien, um Langzeiteffekte nachweisen zu können. Der Nachweis positiver Effekte auf das physische, psychische und kognitive Befinden könnte auf Dauer zu einer erheblichen Attraktivitätssteigerung der Tagespflege beitragen.

Noch eine weitere Personengruppe steht bislang eher selten im Fokus der Forschung, nämlich die in der Tagespflege Tätigen, in erster Linie die professionell Pflegenden. Aktuell lässt sich für Deutschland eine Studie identifizieren, die diese Personengruppe in den Blick nimmt (vgl. Glaser et al. 2013). Im Mittelpunkt dieses aus arbeitspsychologischer Sicht angelegten Projekts steht der Arbeits und Gesundheitsschutz in Einrichtungen der teilstationären Pflege und die Gewinnung von Erkenntnissen zur Arbeitssituation. Von dieser Untersuchung abgesehen, bleibt weitgehend unklar, welche Sichtweise die Pflegenden selbst auf ihre Tätigkeit haben, welche (Pflege-)Ziele sie verfolgen und über welche Fähigkeiten und Kompetenzen Pflegende verfügen müssen, um den komplexen Bedürfnissen der Tagespflegenutzer und ihrer Angehörigen entsprechen zu können.

Eine stärkere wissenschaftliche Auseinandersetzung mit der Tagespflege ist dringend anzumahnen, um zum einen die Leistungen der Tagespflege sichtbarer zu machen und zum anderen die Chancen aufzuzeigen, die sich mit einer Nutzung dieses Angebots eröffnen.

Forschungsbereiche

6.5 Tagespflege als Chance für die professionelle Pflege

Pflegende üben in Einrichtungen der Tagespflege eine hoch anspruchsvolle Tätigkeit aus. Sie müssen in der Lage sein, Ressourcen und Probleme der Gäste adäquat erfassen und ihre Versorgung systematisch planen zu können. Rehabilitationspotenziale müssen erkannt und eingeschätzt, fördernde und aktivierende Maßnahmen eingeleitet und evaluiert werden. Es bedarf der Fähigkeit zur Koordination der Versorgung mit den verschiedenen Berufsgruppen innerhalb der Tagespflege sowie zur Kooperation und interdisziplinären Zusammenarbeit mit Gesundheitsdienstleistern außerhalb der Einrichtung. Ferner ist die Tagesgestaltung flexibel auf die jeweiligen individuellen Wünsche und aktuellen Bedürfnisse der Gäste abzustimmen. Neben der Betreuung der Gäste ist die Angehörigenarbeit von zentraler Bedeutung.

Autonomie der Pflegenden

Die Arbeit in einer Tagespflegeeinrichtung zeigt sich nicht nur als anspruchs- und verantwortungsvolles Geschehen, sie ist gleichzeitig mit einer hohen Autonomie in der Gestaltung des eigenen Arbeitsbereichs verbunden. In nur wenigen pflegerischen Handlungsfeldern können Pflegende derart selbstständig und eigenverantwortlich arbeiten und ihre umfängliche Expertise unter Beweis stellen wie in der Tagespflege. Geleitet vom Ziel des Erhalts und der Förderung der Selbstständigkeit kann ein breites Repertoire an aktivierenden und pflegetherapeutischen Maßnahmen zur Anwendung kommen. Zahlreiche spezielle Konzepte wie basale Stimulation, Validation, Kinästhetik oder alltagsbezogene Trainings können in die Pflege integrieren werden. Der mitunter langjährige persönliche Kontakt zu den Gästen ermöglicht ein intensives biografisches Arbeiten. Und schließlich stellen Anleitung und Beratung von Gästen und Angehörigen ein wichtiges Aufgabenfeld für die Pflegenden dar.

Erforderliche Kompetenzen

Um dieses Profil adäquat ausfüllen zu können, müssen die Pflegenden über entsprechende Kompetenzen verfügen. Dazu gehört zunächst spezifisches Fachwissen, d. h. Kenntnisse über geriatrische und gerontopsychiatrische Erkrankungen, über aktivierende und rehabilitative Pflegestrategien sowie spezielle Konzepte in der Versorgung von Menschen mit Demenz. Das vorhandene Wissen sollte evidenzbasiert sein und auf dem aktuellen Stand der Pflegewissenschaft beruhen. Voraussetzung ist eine entsprechende Offenheit und Neugier gegenüber neuen Entwicklungen und wissenschaftlichen Erkenntnissen. Zur Fachkompetenz gehört auch die Fähigkeit zur Beratung und Anleitung von Gästen und Angehörigen. Stärker als bisher muss außerdem Gender-Kompetenz als Teil von Fachkompetenz verstanden werden.

Wichtig sind ferner die sogenannten »Soft skills« oder sozialen Kompetenzen:

- die Fähigkeit zur professionellen Beziehungsgestaltung, Interaktion und Kommunikation,

- die Wahrnehmung und Akzeptanz von Gästen und Angehörigen in ihrem biografischen und lebensweltlichen Kontext,
- die Anerkennung von Gästen und Angehörigen als gleichwertige Partner und Experten ihrer Lebenswelt,
- Teamfähigkeit sowie die Fähigkeit zur interprofessionellen Zusammenarbeit.

Unerlässlich sind personale Kompetenzen, wie Selbsteinschätzung und Reflexionsfähigkeit. Pflegende müssen in der Lage sein, ihr Menschenbild, ihr berufliches Selbstverständnis und das eigene Handeln stets zu hinterfragen.

Im Idealfall verfügt eine Person aus dem Mitarbeiterteam über eine Fachweiterbildung im Bereich der geriatrisch-rehabilitativen Pflege. Mit dem Voranschreiten der Akademisierung der Pflege in Deutschland stellt die Tagespflege ein attraktives Handlungsfeld für künftige Absolventinnen primärqualifizierender Bachelorstudiengänge in der Pflege sowie für Absolventinnen eines (im Sinne von Advanced Nursing Practice ausgerichteten) Masterstudiums mit dem Schwerpunkt rehabilitative Pflege dar.

Für alle Mitarbeitenden sollten das lebenslange Lernen, die Lektüre von Fachzeitschriften sowie der Besuch von Fort- und Weiterbildungen selbstverständlich sein. An Weiterbildungseinrichtungen ist die Aufforderung zu stellen, mehr tagespflegespezifische Seminare anzubieten. Ausbildungseinrichtungen in der Alten- und Krankenpflege sollten verstärkt die Tagespflege als Einsatzort für Auszubildende in den Blick nehmen. Dort können Kompetenzen erworben werden, die in dieser Weise in anderen Praxiseinsätzen nicht gewonnen werden.

Mit der Tagespflege bietet sich den Pflegenden die Chance, ihre Professionalität insbesondere im Bereich der rehabilitativen Pflege (vgl. Hotze & Winter 2011) unter Beweis zu stellen. Zugleich leisten sie damit einen Beitrag zur Weiterentwicklung des Pflegeberufs sowie zur Stärkung der Position der Pflege im Gesundheitswesen und im Gefüge der Gesundheitsprofessionen.

6.6   Fazit

Einrichtungen der Tagespflege können einen unverzichtbaren Beitrag zur Bewältigung der zukünftigen Herausforderungen in unserem Versorgungssystem leisten. Mit ihrer Hilfe kann der Verbleib pflegebedürftiger älterer Menschen in der häuslichen Umgebung und dem angestammten Quartier wesentlich unterstützt werden. Dazu ist es jedoch erforderlich, dass Tagespflege sich stärker als bisher als *ambulantes* Angebot profiliert, um nicht länger als Alternative zum Heim oder gar »Vorstufe« zum Heim missverstanden zu werden.

Tagespflege muss sich als modernes Versorgungssegment einer bedarfsgerechten pflegerischen Versorgung der Bevölkerung und als elementarer Baustein einer vernetzten Altenhilfe präsentieren. Hier sind nicht nur die Einrichtungen selbst gefordert, sondern ebenso Politik, Kostenträger und Gesellschaft. Möglicherweise kann dann der Tagespflege sogar eine Schlüsselposition in der Versorgungslandschaft zukommen.

Literaturverzeichnis

Abt-Zegelin A (2011). Mobil im Pflegeheim. In: Die Schwester/Der Pfleger. 50. Jg., Heft 4, 322–325.

BAGSO e.V. (2012). Wegweiser durch die digitale Welt – Für ältere Bürgerinnen und Bürger. Bonn: Bundesarbeitsgemeinschaft der Seniorenorganisationen e.V. (http://www.bagso.de/fileadmin/Aktuell/Publikationen/2012/BAGSO_¬ Wegweiser_durch_die_digitale_Welt_Neuauflage_2012.pdf; Zugriff am 15.12. 2013).

Becker C, Freiberger E, Hammes A, Lindemann U, Regelin, P & Winkler, J (2012). Sturzprophylaxe Training. 2. Auflage. Aachen: Meyer & Meyer.

Bernhardt T, Maurer K & Frölich L (2002). Der Einfluss eines alltagsbezogenen kognitiven Trainings auf die Aufmerksamkeits- und Gedächtnisleistung von Personen mit Demenz. In: Zeitschrift für Gerontologie und Geriatrie. 35. Jg., Heft 1, 32–33.

BMFSFJ (2010). Eine neue Kultur des Alterns. Altersbilder in der Gesellschaft. Erkenntnisse und Empfehlungen des sechsten Altenberichts. Berlin: Bundesministerium für Familie, Senioren, Frauen und Jugend. (http://www.bmfsfj.de/¬ RedaktionBMFSFJ/Broschuerenstelle/Pdf-Anlagen/6.-Altenbericht-Eine-neue-¬ Kultur-des-Alterns,property=pdf,bereich=bmfsfj,sprache=de,rwb=true.pdf; Zugriff am 10.01.2014).

BMFSFJ (2008). Der Heimbeirat. Berlin: Bundesministerium für Familie, Senioren, Frauen und Jugend. (http://www.bmfsfj.de/RedaktionBMFSFJ/Broschue¬ renstelle/Pdf-Anlagen/Der-Heimbeirat,property=pdf,bereich=bmfsfj,spra¬ che=de,rwb=true.pdf; Zugriff am 28.12.2013).

BMFSFJ (2002). Vierter Bericht zur Lage der älteren Generation. Berlin: Bundesministerium für Familie, Senioren, Frauen und Jugend.

BMG (Hrsg.) (2011). Abschlussbericht zur Studie »Wirkungen des Pflege-Weiterentwicklungsgesetzes«. Berlin: Bundesministerium für Gesundheit.

Bockisch M (2008). Klientenfürsprecher in der Tagespflege. In: Der PARTÄTISCHE. Berliner Landesseiten. Nr. 4 (http://www.paritaet-berlin.de/fileadmin/¬ user_upload/Dokumente/Nachrichten_Paritaet/4016_np_4-08.pdf; Zugriff am 15.12.2013).

Boes C & Boes F (2007). Der Mensch lebt nicht vom Brot allein: Religiöse Bedürfnisse und Seelsorge. In: Dessorientiert. 2. Jg., Heft 2, 45–50.

Bolby Sifton C & Brock F (2011). Das Demenzbuch. Ein »Wegbegleiter« für Angehörige, Pflegende und Aktivierungstherapeuten. 2. Auflage. Bern: Huber.

Bubolz-Lutz E, Gösken E, Kricheldorff C & Schramek R. (2010). Geragogik – Bildung und Lernen im Prozess des Alterns. Das Lehrbuch. Stuttgart: Kohlhammer.

Buchmayr B, Deutsch E & Eberle M (2013). Aromapflege Handbuch. Leitfaden für den Einsatz ätherischer Öle in Gesundheits-, Krankenpflege- und Sozialberufen. 2. Auflage. Bad Vöslau: Grasl.

Büker C (2009). Pflegende Angehörige stärken. Information, Schulung und Beratung als Aufgaben der professionellen Pflege. Stuttgart: Kohlhammer.

BZgA (2001). Was erhält Menschen gesund? – Antonovskys Modell der Salutogenese – Diskussionsstand und Stellenwert. Köln: Bundeszentrale für gesundheitliche Aufklärung.

Crawley H (2012). Essen und Trinken bei Demenz. Informations- und Koordinierungsstelle der Landesinitiative Demenz-Service Nordrhein-Westfalen. Köln: Kuratorium Deutsche Altershilfe.

Demenz Support Stuttgart (2013). Technische Unterstützung bei Demenz – Fokus eigene Häuslichkeit: Produktkatalog. (http://www.demenz-support.de/Repository/Produktkatalog_20130626_FINAL.pdf; Zugriff am 05.01.2014).

Dettbarn-Reggentin J (2004). Freiwilliges Engagement in der Pflege und Solidarpotenziale innerhalb der Familie. Expertise. Vorgelegt der Enquete-Kommission »Situation und Zukunft der Pflege in NRW« des Landtags Nordrhein-Westfalen. Berlin: Institut für sozialpolitische und gerontologische Studien (ISGOS).

DGPPN & DGN (2009). S3-Leitlinie »Demenzen« (Kurzversion). http://www.dgppn.de/fileadmin/user_upload/_medien/download/pdf/kurzversion-leitlinien/s3-leitlinie-demenz-kf.pdf; Zugriff am 15.01.2014).

Diener DD & Mitchell JM (2005). Impact of a Multifactorial Fall Prevention Program Upon Falls of Older Frail Adults Attending an Adult Health Day Care Center. In: Topics in Geriatric Rehabilitation. 21. Jg., Heft 3, 247–257.

DNQP (2013). Expertenstandard Sturzprophylaxe in der Pflege. Osnabrück: Deutsches Netzwerk für Qualitätsentwicklung in der Pflege.

Douglass C & Visconti C (1998). Factors influencing the use of adult day care by individuals with AlzheimerÁs disease: A multivariate examination of the California Alzheimer's Disease Diagnostic and Treatment Center. In: Home Health Care Services Quarterly. 17. Jg., Heft 2, 53–69.

DZD (2012). Newsletter und Forschungsmonitoring2/2012. Witten: Dialog- und Transferzentrum Demenz. (Dialogzentrum_Demenz_September_2012.pdf; Zugriff am 15.12.2013).

Eisenburger M (2012). Aktivieren und Bewegen von älteren Menschen, Aachen: Meyer & Meyer.

Eichenseer B & Gräßel E (2011). Aktivierungstherapie für Menschen mit Demenz. Motorisch – alltagspraktisch – kognitiv – spirituell. München: Urban & Fischer/Elsevier.

Evangelisches Bildungswerk München e. V. (2014). Spirituelle Begleitung von Menschen in der Demenz. (http://ebw-muenchen.de/artikel/1542/eva-demenzseelsorge-fuer-muenchen; Zugriff am 02.01.2014).

Fields NL, Anderson KA & Dabelko-Schoeny H (2012). The effectiveness of Adult Day Services for older adults: A review of the literature from 2000 to 2011. In: Journal of Applied Gerontology. Online version. (http://jag.sagepub.com/content/early/2012/05/29/073346812443308; Zugriff am 01.12.2013).

Frey C & Heese C (2011). Impulse zur Gestaltung der Tagespflege für Demenzkranke aus Sicht der Angehörigen. Die Eichstätter Angehörigenstudie »Demenz«. In: Theorie und Praxis der Sozialen Arbeit. 62. Jg., Heft 2, 103–110.

Friedemann ML & Köhlen C (2010). Familien- und umweltbezogene Pflege. 3. Auflage. Bern: Huber.

Gaugler JE, Shannon EJ, Zarit SH, Stephens MA, Townsend A, & Green R (2003). Adult day service use and reductions in caregiving hours: effects on stress and psychological well-being for dementia caregivers. In: International Journal of Geriatric Psychiatry. 18. Jg., Heft 1, 55–62.

Gennrich R (2013). Aufwand und Nutzen abwägen. In: Zeitschrift Altenheim. 52. Jg., Heft 9, 16–19.

Gehrke B (2008). Ältere Menschen und neue Medien. Entwicklungschancen für künftige Medienprojekte für Frauen und Männer mit Lebenserfahrung in Nordrhein-Westfalen. Expertise. Marl: Europäisches Zentrum für Medienkompetenz. (http://www.ecmc.de/teedrei/uploads/media/expertise_deutsch.pdf; Zugriff am 10.01.2014).

Gipp A (2011). Tanzen mit Menschen mit Demenz. Norderstedt: Books on Demand.

GKV-Spitzenverband der Pflegekassen (2013a). Maßstäbe und Grundsätze für die Qualität und die Qualitätssicherung sowie für die Entwicklung eines einrichtungsinternen Qualitätsmanagements nach § 113 SGB XI in der teilstationären Pflege (Tagespflege) vom 10. Dezember 2012. (http://www.gkv-spitzenverband.¬ de/media/dokumente/pflegeversicherung/richtlinien__vereinbarungen__formu¬ lare/richtlinien_und_grundsaetze_zur_qualitaetssicherung/2013–02-08_Pflege_¬ Massstaebe_und_Grundsaetze_teilstationaer.pdf; Zugriff am 15.12.2013).

GKV-Spitzenverband der Pflegekassen (2013b). Gemeinsames Rundschreiben zu den leistungsrechtlichen Vorschriften vom 17.04.2013. (http://www.gkv-spit¬ zenverband.de/media/dokumente/pflegeversicherung/richtlinien__vereinbarun¬ gen__formulare/empfehlungen_zum_leistungsrecht/2013_04_17__Rundschrei¬ ben_mit_Inhaltsverz_fassung_130708.pdf; Zugriff am: 01.11.2013).

GKV-Spitzenverband der Pflegekassen (2013c). Richtlinien nach § 87b Abs. 3 SGB XI zur Qualifikation und zu den Aufgaben von zusätzlichen Betreuungskräften in stationären Pflegeeinrichtungen (Betreuungskräfte-RI) vom 19. August 2008 in der Fassung vom 6. Mai 2013. (http://www.gkv-spitzenverband.de/media/¬ dokumente/pflegeversicherung/richtlinien__vereinbarungen__formulare/rah¬ menvertraege__richlinien_und_bundesempfehlungen/Pflege_Richtlinien__87b_¬ SGB_XI_Stand_06052013.pdf; Zugriff am 18.10.2013).

Glaser J, Hacker W, Herms I & Stab N (2013). Arbeits- und Gesundheitsschutz in Einrichtungen der teilstationären Pflege. Arbeitsbedingungen und Gesundheit von Pflegekräften. Dortmund: Bundesanstalt für Arbeitsschutz und Arbeitsmedizin.

Grandt AM & Grösche C (2013). Flexibilität ist Trumpf. In: Altenheim. 52. Jg. Heft 9, 20–23.

Großjohann K (1987). Stand und Perspektiven der Tagespflege. Bericht über eine Voruntersuchung. Köln: Kuratorium Deutsche Altershilfe.

Großjohann K (1989). Tagespflege in der Bundesrepublik. Kuratorium Deutsche Altershilfe. Schriftenreihe des Bundesministers für Jugend, Familie, Frauen und Gesundheit, Band 249. Stuttgart: Kohlhammer.

Hagemann PA & Thomas VS (2002). Gait performance in dementia: the effects of a 6-week resistance training program in an adult day-care setting. In: International Journal of Geriatric Psychiatry. 17. Jg., Heft 4, 329–334.

Harms H & Dreischulte G (2007). Musik erleben und gestalten mit alten Menschen. 3. Auflage. München: Urban & Fischer/Elsevier.

Hartogh T & Wickel HH (2008). Musizieren im Alter. Arbeitsfelder und Methoden. Mainz: Schott Music.

Heller B & Heller A (2013). Spiritualität und Spiritual Care. Orientierungen und Impulse. Bern: Huber.

Herriger N (2006). Empowerment in der Sozialen Arbeit. Eine Einführung. 3. Auflage. Stuttgart: Kohlhammer.

Horn A, Brause M, Schaeffer D & Büscher A (2010). Gesundheitsförderung in der stationären Langzeitversorgung Teil I. Veröffentlichungsreihe des Instituts für Pflegewissenschaft an der Universität Bielefeld. P10–143. Bielefeld: IPW.

Hotze E & Winter C (2011). Pflege in der Rehabilitation. In: Schaeffer D & Wingenfeld K (Hrsg.) Handbuch Pflegewissenschaft. Weinheim: Juventa, 543–60.

Hufeland-Haus (2013). Geschichte. (http://www.hufeland-haus.de/ueber-uns/ge¬ schichte/; Zugriff am 08.08.2013).

Hummel-Gaatz S & Doll A (2007). Unterstützung, Beratung und Anleitung in gesundheits- und pflegerelevanten Fragen fachkundig gewährleisten. München: Elsevier.

Initiative D21 e.V. (2013). D21-Digital-Index. Auf dem Weg in ein digitales Deutschland?! (http://www.initiatived21.de/wp-content/uploads/2013/04/digi¬ talindex.pdf; Zugriff am 15.12.2013).

Jasper B (2012). Bewegen, Trainieren, Denken. So fördern Sie Heimbewohner optimal. Hannover: Vincentz Network.

Jones KR, Tullai-McGuinness S, Dolansky M, Farag A, Krivanek MJ & Matthews L (2011). Expanded adult day program as a transition option from hospital to home. In: Policy, Politics, & Nursing Practice. 12. Jg., Heft 1, 18–26.

Jünemann S & Gräßel E (2004). Was erwarten pflegende Angehörige von Angehörigenberatung, ambulanter Pflege, Tagespflege und Angehörigengruppen? In: Zeitschrift für Gerontopsychologie und -psychiatrie. 17. Jg., Heft 4, 225–237.

Kattenstroth JC, Kalisch T & Dinse HR (2011). Tanzen als Intervention – wie Tanzen die sensorischen, motorischen und kognitiven Fähigkeiten älterer Menschen verbessern kann. In: Tamed Magazin. Heft 1, 5–9. (www.neuralplasticitylab.¬de/NPL_tamed_magazin_tanz_als_intervention.pdf; Zugriff am 19.12.2013).

KDA (Hrsg.) (2010). Tagespflege. Planungs- und Arbeitshilfe für die Praxis. Köln: Kuratorium Deutsche Altershilfe.

Kirchen-Peters S (1999). Die Tagespflege – Zwischen konzeptionellem Anspruch und realer Vielfalt. Saarbrücken: Institut für Sozialforschung und Sozialwirtschaft. (www.iso-institut.de/download/Tagespflege.pdf; Zugriff am 10.11.2013).

Klinger G (2011). Berühmte Paare aus Film und Fernsehen. Aktivierungsübung für ganzheitliches Gedächtnistraining (eBook). Linz: Eigenverlag.

Kracht I & Ellinger M (2012). Trainingsbuch Redondo® Ball. 4. Auflage. Aachen: Meyer & Meyer.

Kremer-Preiß U & Zervas E (1994). Tagespflege in Europa. Berichte aus 10 europäischen Ländern. Köln: Kuratorium Deutsche Altershilfe.

Krohwinkel M (2007). Rehabilitierende Prozesspflege am Beispiel von Apoplexiekranken. Fördernde Prozesspflege als System. 3. Auflage. Bern: Huber.

Lang E (2014). Prävention – »Es geht um ein gesundes und erfolgreiches Altern«. In: Pro Alter. 46. Jg., Heft 1, 17.

Lindholm C & Wray A (2011). Proverbs and formulaic sequences in the language of elderly people with dementia. In: Dementia. 10. Jg., Heft 4, 603–623.

Mehler C (2012). Schwungtuchspiele. Norderstedt: Books on Demand.

Mestheneos E & Triantafillou J (2005). Supporting family carers of older people in Europe. Münster: LIT.

MetLife Mature Market Institute (2010a). The MetLife National Study of Adult Day Services. Providing Support to Individuals and Their Family Caregivers. (https://www.metlife.com/assets/cao/mmi/.../mmi-adult-day-services.pdf; Zugriff am 20.12.2013).

MetLife Mature Market Institute (2010b). The 2010 MetLife Market Survey of Nursing Home, Assisted Living, Adult Day Services, and Home Care Costs. (https://www.metlife.com/assets/cao/mmi/publications/studies/2010/mmi-¬2010-market-survey-long-term-care-costs.pdf; Zugriff am 20.12.2013).

Moldenhauer M (2008). Die Chancen der Tagespflege in der pflegerischen Versorgung nach dem Pflege-Weiterentwicklungsgesetz. In: Pro Alter. 40. Jg., Heft 4, 7–9.

Müller-Hergel C (2007). Menschen mit Demenz. Spirituelle Bedürfnisse. In: Desorientiert. 2. Jg., Heft 2, 23–27.

NADSA (2013). Historical Highlights. National adult day care association. (http://¬www.nadsa.org/learn-more/historical-highlights/; Zugriff am 14.08.2013).

Nieder U (2011). Wir tanzen wieder – Demenz und Bewegung, In: Pro Alter. 43. Jg., Heft 2, 9–11.

Nieder F & Staub A (2009). Krafttraining für Hochaltrige. In: Die Schwester /Der Pfleger. 48. Jg., Heft 10, 980–982.

Oppolzer U (2011). Bunt, bunt, bunt ist alles, was ich denke. Ganzheitliches Gedächtnistraining für Senioren, Hannover: Schlütersche.

Peters M (2008). Ich weiß nicht, was soll es bedeuten. Demenz und Musik. LZG-Schriftenreihe Nr. 152. Mainz: Landeszentrale für Gesundheitsförderung in Rheinland-Pfalz e. V.

Radenbach J (2009). Aktiv trotz Demenz. Handbuch für die Aktivierung und Betreuung von Demenzerkrankten. Hannover: Schlütersche.

Reuschenbach B & Mallau A (2005). Snoezelen bei Demenz: Disco im Altenheim oder sinnvolles therapeutisches Angebot? In: Pflegezeitschrift. 58. Jg., Heft 5, 304–308.

Ritchie L (2003). Adult Day Care: Northern Perspectives. In: Public Health Nursing. 20. Jg., Heft 2, 120–131.

Schacke C & Zank SR (2006). Measuring the Effectiveness of Adult Day Care as a Facility to Support Family Caregivers of Dementia Patients. In: The Journal of Applied Gerontology. 25. Jg., Heft 1, 65–81.

Schaeffer D (2001). Unterstützungsbedarf pflegender Angehöriger von dementiell Erkrankten. Ergebnisse einer empirischen Untersuchung. In: Psychomed. 13. Jg., Heft 4, 242–249.

Schmidt-Hackenberg U (2010). Wahrnehmen und Motivieren: Die 10-Minuten-Aktivierung für die Begleitung Hochbetagter, Hannover: Vincentz.

Schneekloth U & Wahl HW (Hrsg.) (2008). Selbständigkeit und Hilfebedarf bei älteren Menschen in Privathaushalten. Pflegearrangements, Demenz, Versorgungsangebote. 2. Auflage. Stuttgart: Kohlhammer.

Schürenberg A (2011). Mobilisation im Pflegeheim – Mobilisiert oder beweglich werden? In: Die Schwester/Der Pfleger. 50. Jg., Heft 4, 327–332.

Schulte B (1996). Altenhilfe in Europa. Rechtliche, institutionelle und infrastrukturelle Bedingungen. Schriftenreihe des Bundesministeriums für Familie, Senioren, Frauen und Jugend. Band 132.1. Stuttgart: Kohlhammer.

Statistisches Bundesamt (2001). Pflegestatistik 1999. Pflege im Rahmen der Pflegeversicherung. Deutschlandergebnisse. Bonn. (https://www.destatis.de/; Zugriff am 15.12.2013).

Statistisches Bundesamt (2003). Pflegestatistik 2001. Pflege im Rahmen der Pflegeversicherung. Deutschlandergebnisse. Bonn. (https://www.destatis.de/; Zugriff am 15.12.2013).

Statistisches Bundesamt (2005). Pflegestatistik 2003. Pflege im Rahmen der Pflegeversicherung. Deutschlandergebnisse. Wiesbaden. (https://www.destatis.de/; Zugriff am 15.12.2013).

Statistisches Bundesamt (2007). Pflegestatistik 2005. Pflege im Rahmen der Pflegeversicherung. Deutschlandergebnisse. Wiesbaden. (https://www.destatis.de/; Zugriff am 15.12.2013).

Statistisches Bundesamt (2009). Pflegestatistik 2007. Pflege im Rahmen der Pflegeversicherung. Deutschlandergebnisse. Wiesbaden. (https://www.destatis.de/; Zugriff am 15.12.2013).

Statistisches Bundesamt (2011). Pflegestatistik 2009. Pflege im Rahmen der Pflegeversicherung. Deutschlandergebnisse. Wiesbaden. (https://www.destatis.de/; Zugriff am 15.12.2013).

Statistisches Bundesamt (2013). Pflegestatistik 2011. Pflege im Rahmen der Pflegeversicherung. Deutschlandergebnisse. Wiesbaden. (https://www.destatis.de/; Zugriff am 15.12.2013).

Statistische Ämter des Bundes und der Länder (2010). Demografischer Wandel in Deutschland – Heft 2 – Auswirkungen auf Krankenhausbehandlungen und Pflegebedürftige im Bund und in den Ländern. Wiesbaden. (http://www.statistikportal.de/statistik-portal/demografischer_wandel_heft2.pdf; Zugriff am 01.12.2013).

Stevens AB, Camp CJ, King CA, Bailey EH & Hsu C (1998). Effects of a staff implemented therapeutic group activity for adult day care clients. In: Age & Mental Health. 2. Jg., Heft 4, 333–342.

SVR (2007). Kooperation und Verantwortung – Voraussetzungen einer zielorientierten Gesundheitsversorgung. Bonn: Sachverständigenrat zur Begutachtung der Entwicklung im Gesundheitswesen.

Ulbrecht G, Wagner D & Gräßel E (2010). Pilotstudie zur möglichen Wirksamkeit von Sportspielen an der Wii-Konsole bei Pflegeheimbewohnerinnen und -bewohnern. Kurzfassung. Diakonie Bayern und Universitätsklinikum Erlangen.

Venturelli M, Scarsini R & Schena F (2011). Six-Month Walking Program Changes Cognitive and ADL Performance in Patients with Alzheimer. In: American Journal of Alzheimer's Disease & Other Dementias. 26. Jg., Heft 5, 381–388.

Weyerer S, Schäufele M, Schrag A & Zimber A (2004). Demenzielle Störungen, Verhaltensauffälligkeiten und Versorgung von Klienten in Einrichtungen der Altentagespflege im Vergleich mit Heimbewohnern: Eine Querschnittsstudie in acht badischen Städten. In: Psychiatrische Praxis. 31. Jg., Heft 7, 339–345.

Wickel H (2011). Kulturgeragogik, Impulse für die Kulturarbeit mit Älteren, Dokumentation zur Fachtagung vom 11. Oktober 2011. (http://www.kulturgera¬gogik.de/media/Fachtag2011/IBK_Tagungsdokumentation_final.pdf; Zugriff am 10.11.2013).

Wydler H, Kolip P & Abel T (2013). Salutogenese und Kohärenzgefühl. Grundlagen, Empirie und Praxis eines gesundheiswissenschaftlichen Konzepts. Weinheim: Juventa.

Wilson RS, McCann JJ, Li Y, Aggarwal NT, Gilley DW & Ewans DA (2007). Nursing home placement, day care use, and cognitive decline in Alzheimer's disease. In: American Journal of Psychiatry. 164. Jg., Heft 6, 910–915.

Zank S & Schacke C (2001). Evaluation von Effekten gerontopsychiatrischer und geriatrischer Tagesstätten auf ihre Besucher(innen) und deren Angehörigen. Schriftenreihe des Bundesministeriums für Familie, Senioren, Frauen und Jugend. Band 210. Stuttgart: Kohlhammer.

Zank S & Schacke C (1998). Belastungen pflegender Angehöriger und ihre Erwartungen an gerontopsychiatrische und geriatrische Tagesstätten. In: Zeitschrift für Gerontopsychologie und -psychiatrie. 11. Jg., Heft 2, 87–95.

Zank S, Schacke C & Leipold B (2007). Längsschnittstudie zur Belastung pflegender Angehöriger von demenziell Erkrankten (LEANDER). In: Zeitschrift für Gerontopsychologie und -psychiatrie. 20. Jg., Heft 4, 239–255.

Zarit SH, Kyungmin K, Femia EE, Almeida DM & Klein LC (2013). The effects of Adult Day Services on family caregivers' daily stress, affect and health: Outcomes from the Daily Stress and Health (DaSH) Study. In: The Gerontologist. (http://www.caads.org/pdf/pdf/gerontologist_2013_05_20_effects%20of¬%20ads%20on%20family%20caregivers.pdf; Zugriff am 15.12.2013).

Zarit SH, Kim F, Femia EE, Almeida DM, Salva J & Molenaar PC (2011). Effects of adult day care on daily stress of caregivers: a within-person approach. In: Journal of Gerontology Series B: Psychological Sciences and Social Sciences. 66. Jg., Heft 5, 538–546.

Zarit SH, Stephens MA, Townsend A & Greene R (1998). Stress reduction for family caregivers: Effects of adult day care use. In: Journal of Gerontology: Series B: Psychological Sciences and Social Sciences. 53. Jg., Heft 5, 267–277.

Zoutewelle-Morris S (2013). Wenn es Schokolade regnet. 99 kreative Ideen für die Arbeit mit Menschen mit Demenz. Bern: Huber.

Stichwortverzeichnis